Je mange
et je suis bien

Florence Pujol

Je mange et je suis bien

Votre nouveau comportement alimentaire

À tous mes patients

ISBN : 978-2-13-059060-6

Dépôt légal – 1re édition : 2011, mai

6, avenue Reille, 75014 Paris

Avant-propos

Pourquoi lire ce livre ?

La problématique de la souffrance alimentaire relève de nombreux facteurs individuels. Elle est trop complexe pour être résolue à l'aide de simples conseils nutritionnels. Voilà pourquoi dans ce Psychoguide, vous trouverez non pas des régimes miracles, mais bien plutôt une invitation à modifier durablement votre comportement alimentaire, seule façon d'atteindre le bien-être pondéral tant recherché... et de le maintenir.

Mon but n'est pas seulement de vous aider à retrouver le poids adapté à votre bien-être, mais aussi votre liberté alimentaire. Certes, ce livre n'a pas la prétention de remplacer un suivi nutritionnel comportemental avec un praticien. Il est simplement destiné à vous accompagner dans votre démarche de changement pour atténuer votre stress alimentaire. Grâce à une technique inspirée des thérapies cognitives et comportementales (TCC) et des principes de la pleine conscience appliqués aux conduites alimentaires, technique que j'appelle « suivi comportemental alimentaire », je souhaite vous amener à découvrir quels sont vos propres besoins nutritionnels. Et vous conduire à reconquérir votre liberté alimentaire en apprenant à *lâcher prise*, en confiant les rênes à votre Corps. Lui seul vous guidera.

Car se nourrir est un acte qui est propre à chaque individu. Voilà pourquoi je cherche à susciter chez vous réflexions et interrogations intimes sur votre mode de fonctionnement et sur les souffrances de vie que vous exprimez dans l'assiette. Une fois que vous aurez compris les liens entre votre histoire de vie, vos émotions, vos croyances, votre comportement alimentaire et votre Corps, vous pourrez les modifier, pas à pas. Une fois libéré des contraintes d'un environnement douloureux, vous appréhenderez mieux vos besoins réels et pourrez affirmer, sans stress, votre identité de mangeur tout en retrouvant le poids de votre Corps… et ce de façon durable !

Ma vision du monde nutritionnel d'aujourd'hui

De plus en plus, la société exige de la maîtrise et de la performance. Beaucoup se mettent en Tête de tout contrôler, jusqu'à leur propre Corps ! Résultat : nombreux sont ceux qui s'imposent aujourd'hui de vivre sous la dictature d'un régime, amaigrissant ou simplement « équilibré », mais souvent perpétuel. C'est un « *je fais attention* » sans fin, qui n'offre que de brefs répits : *« Ce soir je me lâche, mais demain, je ferai attention. »*

Malheureusement, la perte de poids ainsi obtenue n'est qu'une illusion. Pire : elle précède souvent une prise de poids. Cet enchaînement malheureux n'est peut-être pas pour rien dans la forte croissante du taux d'obésité que notre pays a connu ces dernières décennies.

L'homme a beau être programmé physiologiquement pour manger par faim, il n'en est pas moins un être conditionné par son environnement. Ainsi, son régime omnivore répond à trois besoins essentiels : se nourrir, se socialiser et se faire plaisir. Dès l'enfance, l'Homme acquiert un comportement alimentaire qui traduit la recherche d'un équilibre entre ces trois besoins. Or, la Tête, le Corps, l'environnement et l'affect sont si étroitement corrélés qu'il devient difficile de développer une relation alimentaire paisible !

Culpabilité : voilà le mot que j'entends partout autour de moi, et pas seulement dans mon cabinet ! Prégnant à tous les niveaux, ce sentiment nous enferme dans une spirale infernale. On a peur de bien ou de mal manger, on a peur, même, de manger tout court ! Le simple fait d'ingérer des aliments pourtant indispensables à la vie devient source d'angoisse, ce qui engendre des comportements alimentaires inappropriés. C'est la loi du « tout ou rien », du « foutu pour foutu, je me lâche » et du « tout,

tout de suite ». Culpabilisé par le passé (*« si j'avais su, je n'aurais pas pris de dessert »*), obsédé par le futur (*« je manque de volonté », « je ne vais jamais y arriver... »*), on en oublie de vivre le présent, trop accessoire, trop insupportable. Résultat : on stresse, on angoisse, on déprime, même. L'apaisement est dans l'oubli. Et pour s'oublier, on mange : l'aliment devient une drogue !

J'ai écrit ce livre pour tous ceux qui souffrent à la fois de trop ou pas assez « savoir » et de ne pas réussir à « faire ». Ceux qui me disent, dans mon cabinet : *« je sais que je mange mal », « je sais que je mange trop », « j'ai fait plein de régimes mais je reprends du poids tout le temps », « je sais, mais je n'y arrive pas »*. Et tous ceux, de façon générale, qui désirent « régler » à nouveau leur Corps.

Avant tout, je cherche à vous rassurer. En cassant les fausses croyances, je souhaite vous guider dans l'instant présent, vous aider à accepter vos émotions et votre droit au plaisir gourmand. Il s'agit simplement de vous proposer quelques pistes pour vous apprendre à vous faire confiance, à écouter vos sensations corporelles et à reconnaître ce que vous aimez vraiment. Le but est de permettre à votre Corps d'exister à nouveau, en redécouvrant vos formes et en déterrant cet amour de soi que vous avez enseveli sous une avalanche de *« je sais que », « je contrôle », « j'ai peur d'être qui je suis sous peine d'être rejeté »* et autres *« on ne m'a jamais vraiment aimé pour qui je suis »*.

Je vous propose, par une méthode qui associe vos sentiments, vos émotions, votre histoire de vie et votre Corps, d'essayer de vous libérer de votre stress, de vos pensées automatiques douloureuses et de votre sentiment de vide. Pour réapprendre à vivre en paix avec votre Tête, avec votre Corps et avec vous-même.

Comment lire ce livre ?

Cet ouvrage se veut pratique, une sorte de livre-outil, en somme. De mon expérience en consultation nutritionnelle, j'ai tiré des principes d'auto-analyse et d'action fondés sur le modèle des thérapies comportementales alimentaires associées aux principes de la pleine conscience. Je les ai adaptés dans ces pages pour les mettre à la portée de tous.

La première partie vous permettra de mieux vous situer par rapport aux différentes sources de stress alimentaire. De la vision dichotomique des aliments, dits « amis » ou « ennemis » (entre vous et eux, c'est la guerre !) aux régimes, en passant par les simples cadres alimentaires, ce sont autant de facteurs de contrôle alimentaire qui enferment votre Être comme dans une prison.

La deuxième partie, qui décortique l'effet du stress sur le comportement alimentaire *(« je mange pour décompresser ! »)*, vous aidera à définir votre relation émotion-aliment.

La troisième partie s'attarde sur l'image et la perception du Corps, dont elle décortique les besoins nutritionnels.

La quatrième partie vous donnera un (délicieux !) aperçu de ce qu'est la liberté alimentaire. Une liberté, comme vous le verrez, accessible à tous !

Enfin, et c'est sa particularité, ce Psychoguide comprend une cinquième partie consacrée à l'action. Intitulée « Votre nouveau comportement alimentaire », elle vous accompagne pour agir, donc, sur votre mieux-être au quotidien, en adaptant votre comportement alimentaire à votre rythme.

Libre à vous de parcourir ce livre à votre guise, en passant d'une partie et d'un chapitre à l'autre dans l'ordre que vous souhaitez. N'hésitez pas non plus à commencer par la pratique, en vous reportant au fur et à mesure aux paragraphes plus théoriques des parties précédentes.

En parler aux proches ?

Parler à votre entourage du travail que vous entreprenez ici est loin d'être une obligation. Le comportement alimentaire est un comportement intime. Même si c'est un ami qui vous a recommandé ce livre, vous n'avez pas à lui faire un rapport de lecture ! D'abord, quelques moments de solitude vous seront parfois nécessaires pour vous plonger dans les exercices proposés dans ce livre. Ensuite, et surtout, vous risquez de vous sentir agressé par les réactions que vous susciterez autour de vous, même si celles-ci sont bienveillantes. *« Tu manges ça ? », « tu te resserres ? », « les pâtes, tu ne devrais pas éviter, je croyais que tu étais au régime ?! »* : vos proches auront sans doute du mal à comprendre ce que vous traversez et tenteront de vous influencer par leurs croyances et leur propre expérience. De quoi vous rendre chèvre et… c'est normal ! Vous seul pouvez savoir ce que vous ressentez, ce que vous pensez, ce que vous vivez. Bientôt, votre alimentation sera guidée par votre Corps et non celui des autres. Aussi, garder cette expérience pour vous est, a priori, la meilleure des solutions.

En revanche, ouvrez-vous à vos proches si vous en ressentez le besoin. Car se contraindre au silence, c'est risquer de déclencher une prise alimentaire typique : *« je mange pour éviter de dire. »* Pour limiter les commentaires invasifs, commencez par expliquer que vous n'êtes pas au régime, que vous prenez soin de vous en apprenant à vous réécouter. Cela ne suffit pas ? Alors demandez-leur expressément de ne pas tenter de vous influencer et d'éviter, par exemple, le sujet de la nourriture. La tâche sera peut-être ardue pour eux : difficile de se taire quand on est sincèrement convaincu de pouvoir aider une personne que l'on aime. À charge pour vous de les convaincre en leur présentant tous les avantages de cette « mission » que vous leur confiez : vous pourrez parler d'autre chose (cinéma, amis, collègues…) et passer ainsi des moments plus calmes, voire plus enrichissants.

Bien sûr, si le partage est bienveillant et dénué de tout jugement, alors il ne pourra que vous aider dans votre démarche. Comment procéder ? À chaque individu son histoire de vie et son ressenti. Il n'existe donc pas une bonne façon de « faire » ou de « dire ». Sachez simplement vous respecter et vous protéger. Voilà qui pourrait même constituer le premier de vos essais.

Imaginez, par exemple, que la première réaction soit celle-ci : *« tu vas perdre du poids ? »* Besoin de rassurer votre interlocuteur sans vous perdre en d'inutiles conjectures ? Répondez-lui alors : *« ce n'est pas la question, je vais surtout apprendre à me sentir mieux. »*

Demandez-vous également si vous craignez de réveiller des souffrances en sommeil, d'être accaparé par les émotions qui ne manqueront pas d'émerger au cours de votre parcours et d'être moins disponible, par conséquent, pour autre chose. Avez-vous peur que votre changement affecte votre entourage ? Sachez que toutes les réactions sont possibles. L'essentiel, c'est de ne pas se laisser envahir. Voilà pourquoi vous devez vous préparer, en consacrant à cette question un vrai moment de réflexion.

Rappelez-vous enfin que vous tentez cette aventure au centre de vous-même pour aller mieux : mieux comprendre vos réactions et votre « relationnel alimentaire », mieux vous écouter, mieux savoir ce dont vous avez réellement besoin. Ce mieux-être ne pourra que profiter à votre entourage : vous serez plus disponible, plus épanoui dans vos relations, aussi.

Introduction

Ma fonction de diététicienne-nutritionniste, comportementaliste

En tant que diététicienne, je reçois de nombreux patients en souffrance. Trop souvent, je constate que cette souffrance est causée par ce qui s'apparente à une dictature alimentaire environnementale. Elle se manifeste par un dérèglement du comportement alimentaire, mais également par la perte d'estime de soi et donc d'affirmation de soi.

Plus que tout, je souhaite aider mes patients, pour que l'alimentation ne soit plus source d'angoisse. Or, dès le début de ma pratique, je me suis rendu compte que les conseils du type « *il faut que...* », « *il n'y a qu'à...* », ne font qu'aggraver la situation. Plutôt que de leur dicter leur conduite, je me suis fixée une mission un peu différente : celle de leur rendre leur liberté alimentaire. Pour que manger ne soit plus un stress, pour que la nourriture ne soit plus une drogue anesthésiante, mais un plaisir de vie. Mon rôle n'est pas de juger mes patients, mais de les écouter, les soutenir, les rassurer, leur apprendre à se confronter à leurs peurs, à s'affirmer, à modifier leurs croyances et, ainsi, à acquérir un mode de vie qui favorise leur épanouissement. Quoi de plus naturel ? Je rappelle ainsi que la définition étymologique de « diététique » renvoie à la notion d'art de vivre et certainement pas à celle de restriction alimentaire, ni à de quelconques produits light !

Voilà pourquoi il est, par exemple, très rare que je pèse mes patients. Je considère ainsi que l'objectif premier n'est plus de perdre du poids, mais de modifier son comportement alimentaire pour être « bien dans sa peau ». Retrouver le poids de son Corps n'est alors qu'une conséquence, durable qui plus est.

Parce que j'ai ressenti une carence de la prise en charge comportementale et émotionnelle dans le domaine de la nutrition, j'ai développé une technique à la fois comportementale et basée sur les principes de la pleine conscience.

Qu'est-ce que le suivi comportemental associé à la pleine conscience ?

Le suivi comportemental alimentaire traite la relation émotionnelle à la nourriture. Son objectif est de modifier les habitudes du patient afin que celui-ci retrouve le poids de son Corps. Ce suivi nutritionnel est réalisé sans cadre ni conseils diététiques précis. Il est basé sur un principe alliesthésique, autrement dit sur une évaluation sensorielle, par le patient, de son propre ressenti, qui se manifeste par les sensations de faim, de saveur, de plaisir gustatif et de reconnaissance de la satiété.

Pour réapprendre à observer et écouter ses sensations, pour comprendre comment rééquilibrer les prises alimentaires selon ses besoins et son plaisir, la première étape consiste à reconnaître et accepter ses émotions, y compris les sentiments négatifs tels que la colère, l'impression de vide et la sous-estimation de soi. Il s'agit ensuite de les associer à ses sensations corporelles : c'est le principe de la pleine conscience.

La finalité du suivi nutritionnel associé à ce principe de la pleine conscience est de retrouver sa liberté alimentaire. Ainsi, un « libre mangeur » ne pense pas et ne juge pas ce qu'il mange, mas il écoute son Corps, qui se régule à une calorie près.

Utopique ? Non, réaliste ! Le but d'un suivi comportemental n'est pas la perte de poids, mais une régulation du triptyque Tête-Corps-Aliment. On apprend à « lâcher prise », ce qui n'a rien à voir avec le « lâchage alimentaire ». C'est la Tête qui doit abdiquer, en somme, et confier les rênes alimentaires au Corps. Il s'agit, en d'autres termes, de rendre à César ce qui appartient à César : non au contrôle par la Tête, oui au contrôle par le Corps.

Ce lâcher-prise ne permet pas seulement de retrouver sa liberté alimentaire. Il permet aussi d'atteindre son *poids de Corps (voir 3e partie, chap. 1, « Poids et silhouette »)*. Et de le stabiliser à long terme.

PREMIÈRE PARTIE

Quand l'assiette nous stresse

CHAPITRE 1

Les aliments : amis ou ennemis ?

Cette question, en réalité, ne devrait même pas se poser ! Et pourtant...

Souvent, on entend : *« les gâteaux et les pizzas, c'est mauvais pour la santé. »* Il se trouve toujours quelqu'un pour ajouter : *« alors que manger du poisson et des légumes, c'est bien. »* Conclusion de ce syllogisme inconscient : *« le poisson et les légumes, c'est bon. »*

Voilà comment se déclare une guerre alimentaire ! C'est la Tête qui gouverne, et, avec elle, son grand vizir : la peur. Sous ce régime, « mauvais » signifie « pas sain » et « bon », « correct pour le Corps ». Le Corps, lui, envoie les messages « bon » et « mauvais » en fonction de ses besoins. Pour lui, un aliment est soit « bon en bouche » soit « inapproprié, car consommé sans faim ». Ainsi, la Tête et le Corps manifestent deux relations alimentaires opposées : la première est conflictuelle, la deuxième est paisible.

Comment fonctionne notre relation alimentaire ?

C'est une sorte de ménage à trois, formé par la Tête, le Corps et les Aliments.

Le Corps, qui a besoin de se nourrir pour survivre, formule une demande alimentaire à la Tête. Celle-ci exécute une triple mission : la recherche, le choix et la prise des aliments. Au moment où ceux-ci sont mis en bouche, c'est le Corps qui reprend les « rênes ». Mais la communication n'est pas rompue. Comme pour deux personnes qui apprendraient à se connaître, avec leurs ententes et leurs mésententes, le Corps indique à la Tête ses préférences et ses aversions : *« j'aime, je n'aime pas »*, et inversement la Tête tente d'imposer ses fausses croyances : *« j'ai peur des frites, elles font grossir, je préfère la salade. »* L'harmonie de ce ménage à trois est fonction de l'histoire de chacun.

Une relation alimentaire dite « paisible » reflète un comportement alimentaire adapté aux besoins nutritionnels du Corps. Les apports sont activés et régulés par les sensations de faim, de plaisir de saveur et de rassasiement. Le poids se stabilise alors à son niveau naturel : le poids de Corps. Pour la Tête, la relation alimentaire n'est source que de plaisir, sans évaluation, ni jugement : tous les aliments sont considérés comme des « amis ». Cette relation paisible caractérise un état de liberté alimentaire.

Quand est-ce que cette relation devient « conflictuelle » ?

Quand la Tête prend le contrôle sur le Corps ! À l'origine, il y a une souffrance, générée par des émotions douloureuses : *« Tout va mal dans ma vie. Si j'étais plus mince, ça irait mieux ! »*, ou bien *« pour rester jeune et dynamique, il faut faire attention et avoir de la volonté »*. C'est pour faire disparaître cette souffrance que la Tête prend le contrôle. Ce « putsch » cérébral a pour conséquence de dérégler le comportement alimentaire. Ainsi, la Tête se met à penser et à réfléchir à toutes les prises alimentaires pour « manger raisonnablement ». Certains aliments, source de plaisir mais culpabilisants, sont ciblés comme « ennemis ». Ainsi, on peut aimer le plaisir que procurent les aliments autant que le haïr. Ce rapport entre plaisir et déplaisir, entre amour et haine, définit le cadre de votre relation alimentaire émotionnelle et conflictuelle.

La conséquence de ce type de relation alimentaire se manifeste par un comportement inadapté : la recherche incessante d'un « équilibre alimentaire », du contrôle des quantités, des aliments « faibles en calories » pour manger « sain » ou perdre du poids. Le cadre alimentaire que l'on s'impose est dicté par les connaissances, les croyances, l'éducation ou même l'environnement médiatique. Pourtant, malgré le fait de « savoir », on finit par manger pour éviter la culpabilité, voire, et c'est pire, sans faim, seulement par envie, pour « compenser » ou simplement parce que c'est « bien ».

Répondant aux besoins de la Tête, les apports nutritionnels s'avèrent inadaptés pour le Corps. Car la Tête ne garde jamais le contrôle indéfiniment. Ces pertes de contrôle amplifient la souffrance première et se traduisent par un envahissement obsessionnel des pensées alimentaires. Elles provoquent, de surcroît, des prises de poids à moyen et long terme : ce qu'on appelle les régimes « yoyo ».

À la base de ces régimes se trouvent trois croyances, qui détournent la relation alimentaire en faisant force de loi :

– le « tout ou rien » : *« soit je mange peu, soit je mange trop » (voir 1e partie, chap. 3, « La loi du"tout ou rien" »)* ;
– le « foutu pour foutu » : *« quitte à risquer de grossir en mangeant un gâteau, autant finir le paquet ! »*
– le « tout, tout de suite » : *« je veux maigrir immédiatement et, pour cela, je me restreins... mais je n'y arrive pas tout de suite et je remange... »*

Tous les cadres alimentaires, ou régimes, aussi équilibrés soient-ils, provoquent ce genre de détournement. Ces derniers reflètent le plus souvent une dépendance face à une intolérance émotionnelle : *« je ne supporte pas de souffrir et je ne l'accepte pas. »*

- **Avez-vous une relation alimentaire paisible ou conflictuelle ? Dans ce dernier cas, que pensez-vous que cherche votre Tête en prenant le contrôle ?**

Comment une relation conflictuelle se construit-elle ?

Pour comprendre la nature conflictuelle de votre comportement alimentaire, il est conseillé de revenir à la source, celle de votre relation alimentaire. Indispensable à notre survie, celle-ci constitue le premier organisateur de notre Être en dehors du ventre maternel ; ce que, d'un point de vue psychanalytique, Freud définit comme le stade de l'oralité. Dès la naissance, le bébé ressent en effet un besoin irrépressible de se nourrir. Posé sur le ventre de sa maman, il va spontanément chercher à téter. C'est ainsi, qu'au premier instant de vie, le bébé découvre que manger est pour lui un plaisir. C'est la naissance de la relation alimentaire. Pour conserver ce plaisir, le bébé va tenter de le recréer par d'autres biais que l'acte de se nourrir. Le pouce ou la tétine, par exemple, vont lui permettre d'assouvir son besoin de succion. Cette oralité, qui se définit par tout ce qui touche à la bouche, aux lèvres et à une partie du tube digestif, va établir durablement une corrélation intime entre, d'une part, la source du plaisir, et, d'autre part, la sexualité, l'alimentation et l'affect. Voilà pourquoi c'est à ce stade que se fixent, le plus souvent, les dépendances de l'âge adulte et, avec elles, les prémices d'une relation alimentaire conflictuelle.

Cette relation alimentaire évolue ensuite tout au long de notre vie. Chacun la perçoit à travers le prisme de son identité, de son histoire et de ses émotions, comme pour la scène d'un accident dont les différents témoins présents livreraient chacun leur propre version. Modifiée, adaptée, « sculptée » à travers nos connaissances et nos croyances, la perception que nous avons de notre relation alimentaire peut être plus ou moins paisible, plus ou moins conflictuelle.

- **Pour remonter à la naissance de votre relation alimentaire, recherchez dans vos souvenirs : quel enfant étiez-vous ?**

CHAPITRE 2

Les croyances alimentaires : une manipulation ?

L'éducation nutritionnelle associe des idées et des émotions aux aliments, créant ainsi des symboliques qui guident notre comportement alimentaire. Ces pensées automatiques s'assimilent à de véritables croyances alimentaires, profondément ancrées dans l'inconscient collectif. Ouï-dire, légendes alimentaires et autres conseils farfelus circulent en permanence tout autour de nous. Ils se propagent en famille ou dans les dîners en ville, où il se trouve toujours quelqu'un pour évoquer le dernier régime à la mode ou y aller de son commentaire nutritionnel. Prenez la frite, objet de tous les fantasmes. Avec ou sans ketchup, la pauvre traîne toujours derrière elle son lot de remarques toutes faites : *« Je prends des frites mais c'est exceptionnel »*, ou *« Tu prends des frites ? On voit bien que toi tu n'as pas besoin de maigrir ! »*, ou encore *« Si j'étais toi, j'éviterais de manger les frites... »* Difficile de manger en paix dans ces conditions.

Cela peut même devenir un véritable combat : celui d'imposer son droit à respecter son Corps ! Car celui-ci a besoin de glucides, de lipides, et il l'exprime par la faim : notre Corps, parfois, *veut* des frites ! Oui mais voilà, les croyances ont la vie dure. Elles sont pourtant sans fondement. Ainsi, qui pourrait croire qu'à calories égales, les frites sont moins grasses qu'une salade vinaigrette ? Et oui, c'est un fait : les frites contiennent, selon l'ANSES (Agence nationale de sécurité sanitaire de l'alimentation, de l'environnement et du travail), 11,4 % de lipides, contre 90 % en moyenne pour une salade assaisonnée dans une brasserie[1]. Incroyable, mais vrai !

De la même façon que certains produits sont diabolisés, d'autres sont sacralisés, comme la salade : les nutriments effectivement ingérés comptent moins que l'idée que l'on en a. Souvent d'ailleurs, le produit lui-même est retravaillé pour nous inciter à penser « mal » ou « bien ». Le packaging, l'arôme, la couleur, le moment de la prise (déjeuner ou dîner) influencent et déterminent les croyances alimentaires. Si le produit change de couleur, d'arôme ou même d'emballage, la croyance s'effondre.

Manger, acte a priori naturel et instinctif, est devenu un acte évalué, réfléchi. On ne mange plus par plaisir mais parce que c'est « bien ». Pour être validés, les choix alimentaires doivent correspondre aux dogmes diététiques édictés aussi bien par notre entourage que par diverses communications nutritionnelles (presse, articles, émissions de télévision, etc., portant sur la nutrition). Les courants de pensée diététique sont autant de religions : à chacun sa foi et ses pratiques.

Le problème, c'est que les autorisations et interdictions liées à une fausse croyance sont à l'origine d'un grand nombre de « surpoids ». On s'autorise à manger sans faim, par exemple, « parce que c'est l'heure ». Et l'on y associe le « à volonté »... L'apport alimentaire est inadapté à ses besoins propres, le Corps se dérègle... et le poids grimpe !

Tout comme les religions, les croyances alimentaires ont leurs rites : les comportements d'ingestion compensatoires, qui correspondent sur le plan psychique à un rituel rassurant et déculpabilisant.

Les autorisations et interdictions liées à une fausse croyance sont à l'origine d'un grand nombre de « surpoids » : on s'autorise à manger selon les besoins de la Tête et non selon ceux du Corps.

1. Selon la table de composition nutritionnelle des aliments CIQUAL, « pomme de terre frite ou frite, cuite, non salée », voir www.anses.fr et www.afssa.fr/TableCIQUAL/.

- **Un ami, un collègue affirme qu'il serait mieux pour vous de manger ceci ou cela, que tel aliment n'est pas raisonnable pour votre ligne, pour votre santé. Cette personne est-elle dans votre Corps ? Ressent-elle vos sensations de faim, de plaisir de saveurs, de confort ou d'inconfort digestif ? Non ? Alors pourquoi l'écoutez-vous ? Pourquoi vous culpabilise-t-elle ?**

Petit bréviaire des fausses croyances qui empoisonnent notre assiette

Le « bon » n'est pas bon : « tout ce qui est bon fait grossir, tout ce qui n'est pas bon fait maigrir »

Faux. Comme si ce qui était bon pour la santé ne pouvait qu'avoir mauvais goût !

« Manger le soir fait grossir »

Faux. Votre Corps ne meurt pas la nuit ! Le soleil se couche, mais votre Corps, lui, continue de dépenser de l'énergie et des matières premières : il les métabolise pour se maintenir en bonne santé. Bref, il produit : c'est le processus de « synthèse ». Alors même qu'il n'ingère, pendant les 12 heures comprises en moyenne entre le dîner et le petit déjeuner, ni eau ni aliment.

D'où cette rumeur est-elle donc partie ? De nos grands-mères et arrière grand-mères, qui n'ont cessé de répéter à leur progéniture qu'il ne fallait pas manger trop lourd le soir, que c'était comme avaler du plomb ! Il est vrai que les personnes âgées souffrent d'hernie hiatale : chez elles, un volume alimentaire trop important et même très faible en calories a tendance à « remonter » de l'estomac et à provoquer des brûlures et des sensations d'inconfort. De quoi faire des cauchemars ! Voilà pourquoi, entre autres, nos chères aïeules dorment le plus souvent avec des oreillers. Or, les diktats de la minceur ont provoqué le détournement de ce principe élémentaire de confort nocturne. *« Manger le soir provoque des aigreurs »* s'est transformé en *« manger le soir fait grossir »*. Encore une fois, c'est faux. Alors n'écoutez que vous-même ! Vous avez faim ? Mangez !

« Consommer un petit déjeuner est obligatoire le matin »

Faux. Seul votre Corps vous indique si vous « êtes du matin » ou non. Regardez autour de vous : nombreux sont ceux qui partent au travail le ventre vide. Ils ne sont ni en surpoids, ni en mauvaise santé ! Si vous les interrogez, ils vous répondront : *« le matin, rien ne passe, sauf mon café noir. »* Leur Corps leur a indiqué qu'il n'était tout simplement pas prêt à digérer. Vous retrouverez sans doute ces ventres vides autour d'une collation vers 10 heures. Eh oui, c'est à cette heure-là, et cette heure-là seulement, qu'ils ont faim !

« Ce n'est pas bien de grignoter entre les repas »

Tout est une question d'interprétation ! Par définition, un repas est une prise alimentaire *avec* faim. Ce précepte signifie donc tout simplement qu'il n'est jamais bon de manger sans faim. Un repas ou une collation ne sont pas déterminés par une heure précise, mais par une sensation. Un repas pris à midi sans faim est appelé « grignotage », alors qu'une prise alimentaire consommée avec faim à 14 heures 45 est une « collation ».

« Les épinards sont une bonne source de fer »

Faux. De nombreux aliments ont un intérêt nutritionnel très limité. Les épinards, certes riches en fer, sont dits « non héminiques » : le fer qu'ils contiennent ne peut être absorbé par notre Corps. Autrement dit, consommer des épinards pour le fer ne sert strictement à rien ! Il faut donc chercher ailleurs le secret des célèbres biscotos de Popeye...

« L'huile d'olive ne fait pas grossir »

Aucun aliment ne fait grossir et... aucun aliment ne fait maigrir non plus ! L'huile d'olive ? Elle n'est pas meilleure qu'une autre, en ce sens qu'elle n'est pas moins grasse. Sa teneur en lipides est, comme celles de toutes les autres huiles – tournesol, colza, soja ou noix –, de 100 % : elle est donc aussi riche en énergie. Si l'huile d'olive a gagné la palme de reine des huiles, c'est grâce à l'aura du fameux régime crétois. Ce régime, bénéfique pour notre cœur, a la réputation d'être conforme à une alimentation « santé ». Il inclut certes la consommation régulière d'huile d'olive, mais aussi de poissons gras et de fruits oléagineux.

Gare à ne pas confondre les propriétés protectrices d'un aliment et ses atouts minceur ! Une huile, comme tous les aliments, est à consommer selon ses besoins.

De la fausse croyance à la pensée automatique

De ces fausses croyances, découlent un ensemble de pensées automatiques douloureuses. La fausse croyance, par exemple, selon laquelle « *il faut absolument manger au petit déjeuner* », induit chez la personne qui ne se conforme pas à ce diktat un sentiment de culpabilité.

« On ne doit pas gâcher la nourriture »

Ah bon ? Et pourquoi cela ? Parce que nous avons été éduqués par des parents ou des grands-parents qui ont vécu la guerre. À cette époque, il était vital de manger quand c'était possible. Pour survivre, il était indispensable de stocker, de grossir pour éviter de mourir de famine. La génération d'après-guerre n'a pas oublié non plus les files d'attente devant les magasins et les « tickets de rationnement ». Progressivement, le traumatisme de la restriction s'est mué en phrases automatiques jetées au moment du repas : *« encore un repas que les Boches n'auront pas »*, ou *« mange tant qu'il y en a, on ne sait pas de quoi le lendemain sera fait »*. Or, cette culture de prévention des risques du manque alimentaire est devenue obsolète dans la société d'abondance actuelle. Aujourd'hui, on de trouve de tout partout. Plus de restriction, plus de famine, plus de guerre, mais des supermarchés gigantesques qui débordent de victuailles à dix minutes de chez vous. L'aberration éducative, pourtant, se perpétue. On martèle aux enfants : *« Mange, les petits Éthiopiens n'ont pas de quoi, eux »*, ou *« tu n'as pas honte de ne pas finir, alors qu'il y en a qui n'ont rien à manger ?* ». Dans un collège, j'ai même vu un jour des affiches montrant des enfants dénutris placardées à côté des poubelles !

Le fait de se forcer à terminer son assiette n'est plus aujourd'hui en adéquation avec une réalité sociale : on ne va pas grossir pour éviter de voir une partie du globe mourir de faim.

Des pensées automatiques ou « réflexes », il y en a tant d'autres :

– *« je ne peux pas refuser de manger si on m'invite »* ;
– *« quand je suis invité, je finis mon assiette, même quand je n'aime pas. C'est une question de politesse »* ;
– *« quand je stresse, j'ai bien le droit de manger ! »* ;
– *« au supermarché, j'évite le rayon gâteaux : si j'achète un paquet, je risque de le finir »* ;
– *« je préfère ne pas goûter : si je mange, je ne pourrai pas m'arrêter »* ;
– *« les frites, les gâteaux, le pain, les pâtes sont des aliments qui font grossir »* ;
– *« si je prends un kilo, je sais que je ne pourrai plus m'arrêter de grossir »* ;
– *« si je perds du poids, ma vie va changer »* ;
– *« être mince signifie avoir de la valeur, être quelqu'un de bien. »*

- **Que pensez-vous de cette liste de pensées automatiques ? En avez-vous d'autres qui vous traversent l'esprit de temps en temps ?**

L'alimentation saine, une fausse croyance ?

Manger sain ?

> *« Facile ! Je mange léger : fruits, légumes et poisson, de préférence grillé et sans graisse, ou alors cuisiné à l'huile d'olive, parce que ce n'est pas gras. Et bien sûr, pas de pâtisserie, je peux m'en passer ! »*

Quand on pense « manger sain », on pense souvent « aliments diététiques » ou « sans graisse ». Par opposition à des aliments qui feraient grossir, donc. L'abus de langage est de taille ! En réalité, ce qui n'est pas « sain » est tout simplement toxique ou non conforme au bien-être psychique et corporel. L'industrialisation des modes de fabrication agroalimentaire a largement contribué à brouiller les cartes : les recettes secrètes et les modes de préparation méconnus empêchent de prendre conscience de ce que l'on mange. Ce mystère, désormais, inquiète : il est devenu synonyme de toxicité. Pour se protéger de ce danger, l'inconscient collectif a développé l'idée d'une alimentation « saine ».

Quels sont les aliments sains ou... « saints » ?

Quand on parle d'aliments sains, premiers aliments cités sont généralement les fruits et légumes. Leur faible teneur calorique leur confère une image déculpabilisante. Certains leur prêtent même un « pouvoir de perte de poids ». Une véritable sanctification, validée de façon implicite par moult articles de magazines, blogs et autres forums alimentaires, dans lesquels on lit : *« Les fruits sont très bien pourvus en vitamines, minéraux et oligo-éléments. Ils s'intègrent donc parfaitement dans le cadre d'une alimentation saine et équilibrée. »*

Autres aliments dits « sains » : les aliments biologiques, réputés pour leurs « vraies saveurs », les fruits et légumes aux formes imparfaites, mais « authentiques ».

Cette idée peut s'avérer, quand elle engendre des excès, bien plus dangereuse que le risque contre lequel elle est sensée prémunir. C'est le cas d'un comportement obsessionnel comme l'orthorexie, pathologie du manger sain : peur panique des produits préparés « usinés » par exemple.

Manger sain, ce n'est pas forcément manger bio, mais c'est manifester le désir de prendre soin de son Corps. Alors pourquoi ne pas tout simplement l'écouter ?

- **Quel est le contraire d'une alimentation saine ?**
- **Comment définiriez-vous une alimentation malsaine ?**

Qu'est-ce qu'un cadre alimentaire ?

L'ensemble de ces croyances alimentaires, qu'elles soient vraies ou fausses, produites par notre éducation, notre expérience ou nos émotions, manipulent la Tête et guident son raisonnement vers la réalisation d'un ensemble de règles nutritionnelles : c'est le cadre alimentaire. Parce qu'il est raisonné, on parle de cadre alimentaire « raisonnable ». Il se pratique sur une durée limitée et diffère en fonction de l'environnement social et affectif de chacun, de son histoire et de la période de sa vie. Social ou restrictif, ce cadre a pour objectif (utopique !) de rassurer la Tête : ne pas s'y plier revient à risquer de développer un sentiment de culpabilité. Manger devient alors un travail à plein temps. Pour être « nutritionnellement correct », il est important de trouver un moyen de contourner les « ennemis » alimentaires (« aliments trop gras, trop sucrés, trop salés » comme le répète le PNNS[1]) et favoriser les alliés (sans graisse, sans sucre, sans sel). Toutes les idées liées aux aliments forment une cartographie ou un cadre très rigide. Imposé par la Tête, celui-ci est source de tension car il est le produit d'une relation alimentaire conflictuelle.

Le cadre alimentaire social

Ce type de cadre répond à des besoins déterminés pour l'ensemble d'une population : des obligations familiales, sociales (les invitations à dîner) et professionnelles. L'heure fixe des repas (*« il est l'heure de manger »*), les moments de pause (*« j'ai le droit de m'arrêter de travailler pour manger »*) et autres conventions (*« je mange par politesse »*, etc.) sont autant de raisons de manger. S'inscrivant dans la logique du « je me dois de », du « je ne peux pas faire autrement », ce cadre est déresponsabilisant, mais inévitable.

Le cadre alimentaire restrictif

En cas de restriction cognitive, des stratégies d'évitement s'élaborent : *« j'évite les rayons gâteaux »*, *« je fais attention »*, *« je suis*

1. Programme national nutrition santé.

au régime », etc. Ces lois alimentaires désignent également une liste précise d'aliments « amis » et « ennemis », ainsi que leurs associations admissibles et les quantités autorisées. Elles se formulent comme suit : « *je peux me passer de dessert* », « *je mange des pâtes uniquement au déjeuner* », ou encore « *j'évite de consommer du pain avec des pâtes* ».

En réalité, cette restriction cognitive répond moins au désir de perdre du poids qu'à celui de diminuer une souffrance par l'évitement de ses émotions douloureuses. Autrement dit, « *je me restreins pour éviter de penser que je suis grosse* » et « *je mange pour éviter de ressentir mes émotions* ». En évitant de penser, on s'allège de nos pensées difficiles, on anesthésie nos émotions, on s'oublie, même. Pourtant, notre vie nous rattrape immanquablement. Peu à peu, la restriction devient ainsi source de nostalgie :

> « *la première fois que j'ai fait un régime, il a très bien marché. J'ai tenu le coup !* »

Source, aussi, de fantasme :

> « *j'aimerais tellement pouvoir arrêter de manger, pouvoir me passer des aliments, me restreindre pour perdre du poids. Mais je n'y arrive plus !* »

Et, enfin, de souffrance :

> « *je n'en peux plus de lutter constamment. Au petit déjeuner avec mes enfants, j'évite le pain, je déjeune seule pour éviter le restaurant et le soir, je me contente de légumes vapeur quand les autres mangent du gratin.* »

Qu'ils soient restrictifs ou sociaux, ces cadres alimentaires, propres à chacun, sont comme des morceaux de pâte à modeler. Ils sont façonnés par une dictature de l'information qui provient aussi bien de nos collègues, de nos amis et de notre famille que des médecins, des pouvoirs publics et des médias. C'est donc tout un système qu'il est important d'affronter pour arriver à sortir de notre cadre alimentaire et ne plus faire confiance qu'à notre Corps, c'est-à-dire à *nous*, et à personne d'autre !

En réalité, il est impossible de respecter un cadre alimentaire, qui implique obligatoirement des « extras », des « entorses », des « écarts », voire des pertes de contrôle. C'est comme dans l'histoire du chêne et du roseau : le cadre rigide casse alors qu'une alimentation libre se respecte plus aisément.

- **Pourquoi se fixer des cadres alimentaires plus ou moins rigides ? Un cadre alimentaire peut-il vraiment être « raisonnable » ? Pour lutter contre des envies irrationnelles d'ingurgiter des aliments « tous doux » ? Pour s'empêcher de manger en dehors des heures autorisées ? Pour combattre des envies de faire une pause ?**

Les cadres alimentaires, des contraintes efficaces ?

Les cadres alimentaires sont dictés par les connaissances, l'éducation ou l'environnement médiatique. Les plus fréquents ont pour objectif une alimentation « saine » ou une perte de poids. Tous prônent la recherche d'un « équilibre alimentaire », le contrôle des quantités et la préférence d'aliments « faibles en calories ». Plus le cadre alimentaire est strict, plus il est jugé efficace. À tort ! En réalité, un régime fonctionne comme une véritable prison alimentaire. Plus il est strict, plus il conduit à s'alimenter par simple envie ou dans le seul but d'éviter la culpabilité, et moins l'on mange pour la seule (et bonne !) raison que l'on a… faim !

Pris dans l'étau d'un régime, vous voilà divisé en deux entités qui se débattent entre elles : le Corps, qui souhaite, si possible, se nourrir normalement, et la Tête, qui vous assomme d'idées, jusqu'à dénigrer votre Corps et l'existence même de votre Être. Entre les deux, il y a vous, pris en sandwich, qui voudriez simplement *exister* en paix !

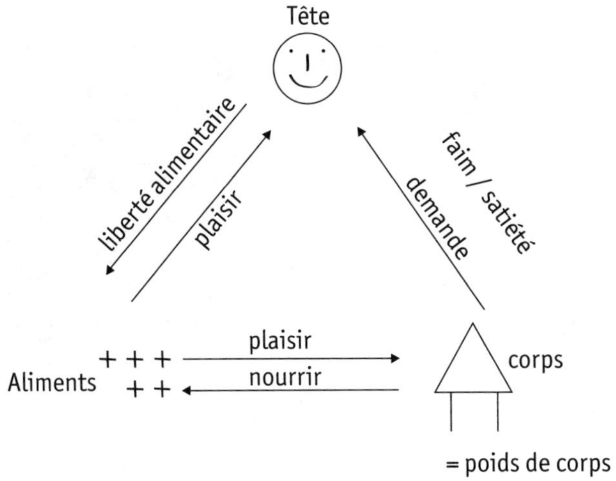

Schéma 1. Relation paisible

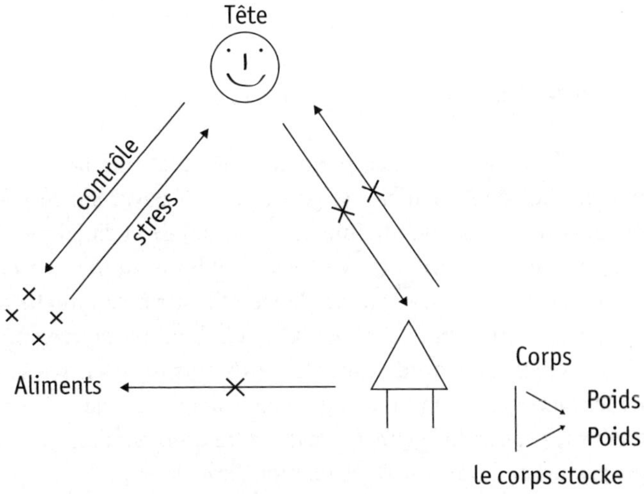

Schéma 2. Relation conflictuelle

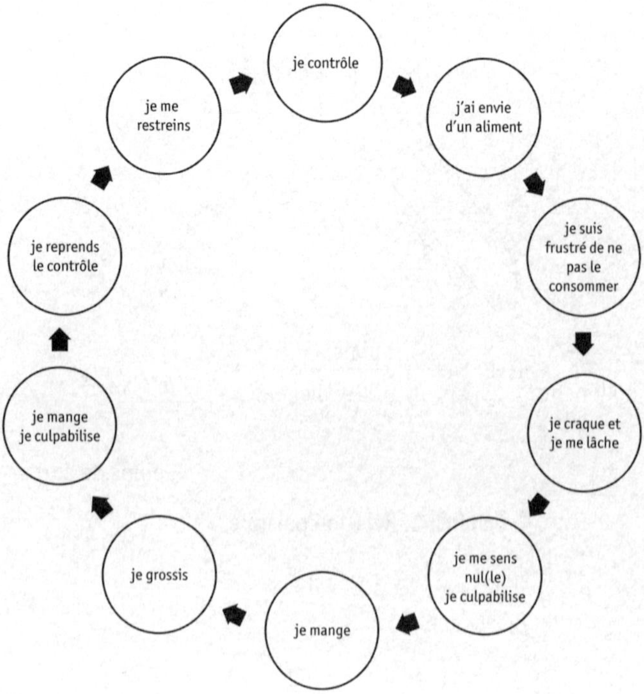

Un régime, qu'est-ce que c'est ?

Un « régime », au sens premier, c'est une « manière de » : manière de vivre, manière de gouverner un pays. Sur le plan alimentaire, il désigne une méthode raisonnée et ritualisée de consommer les aliments. Ces « méthodes », généralement estampillées « miracle », ont tendance à fleurir à l'approche de l'été : des recettes propagées par la presse féminine aux régimes prescrits par des professionnels de la nutrition, en passant par les conseils d'amis et le régime maison qui consiste à « faire attention à », ces différents types de cadres alimentaires ne font que perturber davantage votre relation alimentaire.

Car un régime alimentaire est implicitement « restrictif »: il constitue ainsi l'ensemble des habitudes alimentaires que la

Tête pense contrôler avec une codification précise des choix, des rythmes et des quantités autorisées.

Il existe différents types de régimes. Qu'ils soient hyperprotéinés, personnalisés ou équilibrés, aucun ne prend en compte les aspects émotionnels (*« quand je suis triste, je mange »*) et éducatifs (*« on m'a toujours appris à finir mon assiette »*). Et encore moins notre histoire personnelle :

> *« Mes parents m'ont toujours interdit les gâteaux, les bonbons et les pâtes. Ils contrôlaient toujours ce que je mangeais. Ma mère me trouvait grosse alors que j'avais un poids normal. Et moi, je passais mon temps à essayer de lui plaire. J'étais très triste car je ne me sentais jamais suffisamment bien pour eux, alors je dévorais des pains au chocolat en cachette ! »*

Les différents régimes et leurs carences nutritionnelles

Régime	Description	Carences
« Mono diet »	Cure d'un aliment végétal pendant au moins un jour Ex. : cure ananas de raisin, soupe au chou	Vitamines C (si aliments cuits), B12, A, D, E, K Protéines Lipides dont acides gras essentiels Calcium
Hyperprotéiné	Naturel : consommation de viande, poisson, œufs, yaourts allégés et quelques légumes autorisés En sachet : produits diététiques > poudre à diluer, crème saveur sucrée accompagnée de légumes verts autorisés	Calcium Vitamines B, A, D, E, K Lipides dont acides gras essentiels,

Régime personnel	Le plus souvent : consommation de produits allégés et évitement des graisses et des produits sucrés	Calcium et vitamines A, D, E, K
Régime dissocié	S'il comporte toutes les catégories alimentaires, il équivaut à un régime équilibré	Restriction cognitive
Équilibre alimentaire et suivi comportemental	Rééquilibrage alimentaire et compensation des carences	Aucune carence

Le régime détox, un jeûne déguisé

C'est la fameuse cure « détox » dont la presse féminine est si prompte à vanter les vertus. La détox ? Un jeûne, en réalité, ou bien une « mono diet » déguisée. Ce genre de cure prétend « purifier l'organisme, lutter contre le stress et favoriser la minceur ». Mais attention, danger !

Pratiqué depuis la nuit des temps, recommandé par différentes religions, le jeûne est une privation partielle ou complète de nourriture pendant une période déterminée. Le jeûne complet (ou diète hydrique) consiste à s'abstenir de tout aliment solide ou liquide, à l'exception de l'eau. Le jeûne partiel, pratiqué en cure notamment, est moins radical : il restreint la consommation à des aliments ayant un faible apport énergétique : jus de fruits, légumes, céréales, infusions, bouillons... La mono diet, elle, dure une à deux journées et concentre la digestion sur un seul aliment : le raisin, l'ananas, le chou...

Le jeûne est une technique d'amaigrissement dangereuse car il impose au Corps de puiser dans ses réserves. La sensation de faim diminue, elle s'accompagne d'abord d'un effet euphorisant, stimulant l'estime de soi et l'affirmation de soi, puis une perte d'énergie, une fonte musculaire, une atrophie des fibres musculaires cardiaques, une tachycardie ou encore une formation de produits toxiques due au déséquilibre alimentaire se font ressentir. Finalement, la perte de poids observée agit sur les muscles beaucoup plus que sur la graisse !

De manière générale, le jeûne provoque beaucoup de souffrances physiologiques. Croire que l'on peut « nettoyer » son corps relève du pur fantasme. Au contraire, le jeûne augmente l'acidification du corps. Mieux vaut, pour se détoxiquer réellement, arrêter l'alcool, la cigarette et éviter l'air pollué !

Le jeûne est également à l'origine de souffrances psychologiques. Aussi, il entraîne dans un deuxième temps un « lâchage » sur la nourriture. Résultat : la Tête culpabilise et se sent mal... Sans compter qu'à la reprise de poids, s'ajoutent même un ou deux kilos supplémentaires. Pourquoi ? Parce que la dépense calorique quotidienne du Corps, est, entre autres, fonction de la masse musculaire. Donc, si le Corps a moins de tissus musculaires, il a moins de besoins en calories et en matières premières. Or, après un régime, on retrouve toujours ses difficultés alimentaires et on s'alimente exactement comme avant la restriction. À plus ou moins long terme, le corps est condamné à reprendre son poids, avec quelques kilos de sécurité en prime.

Seule la modification d'un comportement alimentaire à long terme peut éviter une reprise de poids[1] !

Le régime, une activité dangereuse !

Selon le rapport 2010 de l'ANSES, la pratique d'un régime est loin d'être sans risque. Cela est notamment vrai pour les régimes hypocaloriques (à très « basses calories »), qui peuvent induire de façon aiguë des troubles du rythme cardiaque, voire des accidents avec mort subite.

Quant aux régimes hypoglucidiques (à très faible apport en glucides, donc riches en graisse alimentaire), leur innocuité n'est pas établie sur le plan cardiovasculaire. Un apport élevé en

1. Florence Pujol, *Les 100 Mots de la diététique et de la nutrition*, Paris, PUF, « Que sais-je, », 2010.

acides gras saturés peut même accroître l'insulino-résistance, et ce malgré la perte de poids.

Autres régimes visés, ceux dits hypolipidiques (pauvres en graisse alimentaire), rendus délétères par leurs apports déséquilibrés en acides gras et par les risques athérogènes qu'ils entraînent, notamment en cas de syndrome métabolique (hypertension artérielle, diabète, hypercholestérolémie, hypertriglycéridémie).

Les autres déséquilibres nutritionnels et l'amaigrissement de façon générale provoquent également une fonte de la masse musculaire, mais aussi une fonte de la masse osseuse (1 à 2 % pour une perte de poids de 10 %) ce qui favorise l'ostéoporose, les troubles digestifs, les perturbations de la courbe de croissance pour les enfants et les adolescents, ainsi que des perturbations hormonales, etc.

Pour résumer, la pratique d'un régime entraîne un déséquilibre de la régulation physiologique et peut ainsi être à la source de pathologies graves. Quant aux médicaments amaigrissants commercialisés en pharmacie, ils sont inutiles voire dangereux. D'ailleurs, la plupart d'entre eux seront prochainement en vente contrôlée.

Régimes amaigrissants : des pratiques à risque

Publication de l'Agence française de sécurité sanitaire de l'alimentation, de l'environnement et du travail (ANSES), 25 novembre 2010[1]

« L'Agence nationale de sécurité sanitaire de l'alimentation, de l'environnement et du travail (ANSES) publie ce jour un rapport d'expertise sur l'évaluation des risques liés aux pratiques alimentaires d'amaigrissement. La quête de la minceur et le foisonnement de régimes qu'il est possible de suivre seul, sans avis médical, amènent en effet les pouvoirs publics à s'interroger sur les risques liés à ces pratiques.

1. ANSES, « Rapport sur l'évaluation des risques liés aux pratiques alimentaires d'amaigrissement », novembre 2010, http://www.afssa.fr/Documents/NUT2009sa0099.pdf.

Le rapport publié aujourd'hui est le fruit d'un processus d'expertise collective réalisé par un groupe de travail composé de scientifiques et d'experts en nutrition. Ce travail, validé par le comité d'experts spécialisés "nutrition humaine"de l'ANSES, s'appuie sur une revue de la littérature scientifique nationale et internationale et des auditions

L'expertise montre que les régimes amaigrissants, pratiqués sans recommandation ni suivi d'un spécialiste, très largement diffusés auprès du public dans le commerce et sur Internet, présentent des risques pour la santé plus ou moins graves. Elle met en évidence des effets néfastes sur le fonctionnement du corps, et notamment pour les os, le cœur et les reins, ainsi que des perturbations psychologiques, notamment des troubles du comportement alimentaire.

L'analyse des données scientifiques établit également que la pratique des régimes peut provoquer des modifications profondes du métabolisme énergétique du corps. Ces dernières modifications sont souvent à l'origine du cercle vicieux d'une reprise de poids, éventuellement plus sévère, à plus ou moins long terme.

Une des conséquences majeure et récurrente des privations et exclusions pratiquées, quel que soit le régime, est ainsi, paradoxalement, la reprise de poids, voire le surpoids : plus on fait de régimes, plus on favorise la reprise pondérale, a fortiori en l'absence d'activité physique, qui constitue un facteur essentiel de stabilisation du poids.

La principale conclusion de ce rapport est que la recherche de perte de poids par des mesures alimentaires ne peut être justifiée médicalement que par un excès pondéral effectif (1), et que cette démarche doit faire l'objet d'une prise en charge par des spécialistes – médecins nutritionnistes, diététiciens –, qui seront les plus à même de proposer le régime alimentaire correspondant le mieux aux caractéristiques de la personne.

L'Anses rappelle en outre que rien ne peut remplacer, en terme de santé, une alimentation équilibrée, diversifiée, en veillant à ce que les apports énergétiques journaliers ne dépassent pas les besoins. Par ailleurs, pour réduire les risques de prise de poids, l'évolution des habitudes alimentaires doit être associée à une activité physique régulière.

Les exemples de régimes ayant fait l'objet de cette évaluation ont été sélectionnés sur la base de leur popularité (citation fréquente sur Internet ou ouvrages vendus dans le commerce ou sur Internet) : régime du Dr Atkins, régime californien du

Dr Guttersen, régime « Citron détox », régime de la chrononutrition du Dr Delabos, régime du Dr Cohen, régime du Dr Dukan, régime du Dr Fricker, régime Mayo, régime Miami du Dr Agatston, régime Montignac, régime du Dr Ornish, régime Scarsdale du Dr Tarnower, régime de la soupe au chou, régime Weight Watchers, régime Zone de M. Sears. »

Les régimes font-ils grossir ?

Quand le Corps fait de la résistance… à la perte de poids !

Ainsi, en période de restriction, notre Corps s'adapte. Il perd du poids, en reprend, en reperd, en reprend encore… S'installe peu à peu une forme de parade face à ces « coups d'État » à répétition : c'est ce qu'on appelle la « résistance » à la perte de poids. Pour se défendre, la Tête ne peut s'empêcher de s'imposer des règles de plus en plus strictes et restrictives. En conséquence, pour sécuriser les paramètres nécessaires à son maintien en vie, le Corps économise ! Le Corps se gère comme notre portefeuille : de la même façon que plus on est riche, plus on dépense et que plus on est pauvre, plus on économise pour compenser la diminution de notre pouvoir d'achat, le Corps baisse ses dépenses pour faire face à la baisse des apports. Et il stocke, pour se prémunir contre les prochaines « famines volontaires ». Autrement dit, il grossit.

Alors, les régimes font-ils grossir, oui ou non ?

Sans modification de la relation alimentaire, la réponse est sans appel :

- à court terme, un cadre nutritionnel fait maigrir… au moins les premières fois. Par la suite, le Corps rentre en résistance et le régime s'avère un échec.
- à moyen terme, il implique une reprise de poids. Plus de 80 % des sujets pratiquant un régime reprennent leur poids un an après la fin de leur régime.

– à long terme, il provoque une prise de poids supplémentaire (le fameux réflexe anti-famine...).

Décidément, les régimes restrictifs engendrent beaucoup de dégâts. Stress, fatigue, reprise de poids, kilos supplémentaires... Le réveil est souvent douloureux ! Nombreux sont ceux qui ressortent meurtris physiquement et psychiquement des multiples « coups d'État » qu'ils ont imposés à leur Corps.

Quelles conséquences sur votre relation alimentaire ?

La perte de poids provoquée par le début d'un régime apporte une sensation de bien-être immédiat qui trompe la Tête : *« tout va bien dans ma vie, je suis heureuse. »* Cette sensation agit telle une drogue. Las ! Une fois le poids « idéal » atteint, ces sécrétions psychiques apaisantes s'arrêtent. Les émotions ne sont plus inhibées et c'est avec violence que la réalité du vécu remonte à la conscience. Après tant d'efforts et de sacrifices, la déception et la souffrance ne font qu'exacerber l'aspect conflictuel de la relation alimentaire telle qu'elle était avant le régime. Pire : le sentiment de frustration est compensé par une surconsommation alimentaire et une reprise de poids !

> *« Dès que je grossis, je me trouve moche et nulle. Je me demande alors pourquoi mon mari reste encore avec moi. Quand il m'a connue, je me trouvais déjà grosse, mais quand je regarde les vieilles photos, je rêve d'être à nouveau comme avant ! Aujourd'hui, plus j'essaie de maigrir, plus je grossis. Je ne suis qu'une bonne à rien. Au moins, avant j'y arrivais un peu ! »*

C'est pour briser de type de spirale infernale qu'il convient, dans la plupart des cas, de se pencher sur la dimension psychologique du problème apparent avant d'envisager une modification alimentaire et pondérale. En se préoccupant uniquement du leurre alimentaire, non seulement on se trompe de cible, mais l'on risque aussi d'amplifier le véritable problème en provoquant angoisse et mal de vivre.

La restriction et la Tête

Le désir de l'interdit

Toute méthode ayant pour objet une restriction cognitive s'appuie sur le même inébranlable diktat : l'interdiction ! Or, le fait de s'interdire un aliment (le pain, les gâteaux), voire, pour les plus radicaux, une catégorie alimentaire toute entière, comme les produits sucrés ou les produits céréaliers *(« j'arrête le pain et les féculents »)*, attise justement le désir alimentaire. Par conséquent, tous les régimes modifient la relation alimentaire spontanée et corporelle.

Dans le cadre d'une relation alimentaire conflictuelle, l'interdit peut générer le désir.

La simple pensée de consommer un aliment « interdit » se transforme en obsession. Pour résister à la tentation, la stratégie classique est celle de l'évitement : *« Je préfère éviter la pizzeria… Ça vous dit, une brasserie française (cela me permettra de manger une salade) ? »*

Las ! L'intensité croissante de l'obsession alimentaire finit par rendre la tentation trop forte. Et c'est le « craquage », l'écart qui casse le cadre rigide de cette restriction. À ce point-là, la relation alimentaire restrictive est au plus mal : on ne croit plus en soi, persuadé d'avoir perdu la fameuse motivation qui semblait être la clé de la réussite. Ce sentiment négatif se transforme en culpabilité. Notre estime de soi vient d'être attaquée par une relation alimentaire douteuse.

Pour reconquérir l'image et l'estime de soi, écraser cette culpabilité qui ronge, la Tête impose un nouveau cadre alimentaire, plus rigide ou… plus souple : c'est le fameux régime yoyo !

Les régimes sont des cadres à quatre murs, sans porte, ni échappatoire : de véritables prisons comportementales. Ils engendrent un sentiment d'enfermement et d'injustice face aux autres, un sentiment de fatalité, aussi, qui sont le reflet d'une addiction.

Pas de panique ! Il existe une porte de sortie, grâce au sevrage de votre comportement alimentaire conflictuel, à l'affrontement de vos croyances et au travail de votre estime de soi.

Des perturbations psychologiques inévitables

Les régimes ne perturbent pas uniquement l'harmonie du Corps (homéostasie), mais également l'équilibre psychique de la Tête. On l'a vu, la dépression et la perte d'estime de soi sont fréquentes suite à l'échec des régimes.

J'entends souvent mes patients qui s'imposent ces pratiques pseudo-amaigrissantes s'auto-flageller : ils sont persuadés d'être l'unique responsable de cet échec. Pourtant, tous montrent de la volonté et de la détermination pour s'en sortir. C'est que l'échec des régimes n'est pas lié à un manque de courage ou à une incapacité quelconque : en réalité, aucun régime ne marche, tout simplement ! Les problèmes de poids sont le plus souvent liés à un symptôme de mal-être et non à un trouble physiopathologique. C'est pourquoi tous les régimes s'avèrent inefficaces à long terme. La réponse au mal-être « pondéral » est ailleurs que dans l'assiette !

On nie la privation... jusqu'au craquage

Il est vrai qu'il est naturel d'essayer de se débarrasser de ce qui nous paraît gênant : un gros Corps, un poids, un mal-être, etc. Pour enlever cette gêne, une logique « raisonnable » semble s'appliquer : *« il faut que je me prive. »* Mais voilà, cette idée est anxiogène. Aussi, pour se rassurer ou pour se calmer, on mange !

Face à la souffrance de la privation, la Tête tente de se protéger par un mécanisme de défense bien connu : le déni des aliments culpabilisants. Ce système de protection consiste à nier le caractère nutritionnel et plaisant de ces aliments. *« Je ne suis plus vraiment dessert, et en plus je sais que ce n'est pas bon ! »* La plupart des « gourous » des régimes font l'apologie d'une catégorie aux détriments d'une ou plusieurs autres, qualifiées de « dangereuses » pour notre bien-être. Le Dr Dukan privilégie viandes et poissons, diabolisant les aliments glucidiques. Le régime « groupe sanguin », lui, établit en fonction du rhésus de l'individu une liste des aliments qui lui sont autorisés et interdits, pratique qui peut aller jusqu'au végétarisme.

Les régimes vont jusqu'à conditionner et modifier l'identité gustative. Nombreux de mes patients ont un rituel de régime une fois par an et souvent à la même période. Lorsqu'ils viennent me consulter, ils ont pris 5, 10, voire 15 kg en l'espace de cinq à dix ans. Suivant la mode du moment, ils ont, pour chaque régime, modifié leurs préférences gastronomiques, privilégiant des aliments jugés « nutritionnellement corrects » par leurs guides diététiques. Au bout de quelques semaines, une fois le déni tombé, ils ont récupéré progressivement leur vrai plaisir gustatif, malgré la persistance de quelques peurs et autres croyances tenaces.

Les aliments interdits ou « dangereux » ont une signification si douloureuse que l'on finit par penser ne plus les aimer : *« je n'aime plus les gâteaux et tout ce qui est gras m'écœure. De toute façon, j'ai suffisamment de gâteaux en réserve sur mes hanches ! »* La Tête nie ce qui lui fait mal, ici le plaisir du gâteau.

L'auto-conviction peut aller très loin. Grace à ce déni, fini le combat de la restriction ! Les privations semblent plus apaisantes, plus agréables et moins obsessionnelles : *« dans ma vie tout va mal, mais ça, je maîtrise ! »*... Pour combien de temps ? Dès que le désir et le plaisir de l'aliment « qui fait grossir » refont surface dans notre conscience, dès qu'ils deviennent visibles et inévitables, c'est la débâcle : autrement dit, la compulsion alimentaire !

Restriction préventive

Une restriction préventive consiste à manger très peu aux repas qui précèdent un « écart » prévu : vous vous contentez d'une salade à midi parce que vous anticipez le fait de « trop manger » au repas suivant ou de craquer au goûter. Votre but est ainsi d'alléger, de limiter ou de prévenir toute culpabilité !

Cette prévention comporte un risque : celui de ressentir une sensation de faim plus intense ensuite, le Corps déclenchant en cas de restriction le fameux réflexe anti-famine d'économie des calories. Au repas suivant, il poussera à consommer un aliment dense en calories et à augmenter votre vitesse d'ingestion, de façon à s'assurer un stock nutritionnel en cas d'autres restrictions préventives.

- **Avez-vous connu ce genre d'expérience ?**

Restriction compensatrice

Elle consiste à manger moins au repas suivant un écart. Il va de soi que si vous n'avez vraiment pas faim, cette modération est normale. Mais si elle est volontaire, elle signifie que vous obéissez à une injonction de la Tête. Essayez d'écouter votre Corps : il vous dira si vous devez vous modérer ou pas.

CHAPITRE 3

Le désir de contrôle de son assiette

Avant tout, un désir de régime...

Les temps ont changé : le désir de régime ne s'inscrit plus seulement dans une problématique féminine. Le culte de l'image est tel que tous, aujourd'hui, sont susceptibles d'y être confrontés un jour. Avec, il est vrai, des motivations différentes selon le sexe. Une présentation un peu caricaturale telle que celle qui suit en souligne bien les différences.

La femme, c'est à la fois la mère, celle qui va aimer, materner et construire un enfant en lui donnant de l'amour, et celle qui va inspirer de l'amour et du désir pour autrui. Ces deux fonctions, parfois difficiles à concilier, se manifestent parfois à travers un problème de poids et une relation alimentaire conflictuelle.

L'homme, lui, calque sur son apparence une fonction dynamique et performante. Celle-ci, souvent, est associée à un Corps plutôt sec. Ou bien un Corps plus épais, mais ferme ! Ainsi, le volume corporel de l'homme peut traduire sa force, une façon de prendre sa « place » dans une société anonyme et d'imposer ainsi sa domination virile. La forme de son Corps, l'équilibre entre muscles et graisses, sont donc, comme pour la femme, une source potentielle d'angoisse qui peut générer une relation alimentaire conflictuelle.

Mais qu'il soit féminin ou masculin, le désir de régime exprime toujours un désir de maîtriser son Être et sa vie, dans le but de camoufler ses fragilités et ses doutes : un mal d'être soi, en somme, ou plutôt une impossibilité à être soi. De cette souffrance psychique et physique, naît le fantasme que contrôler son Corps en faisant un régime, c'est contrôler sa vie. *« Quand je suis au régime et que j'y arrive, tout va bien. »*

Du contrôle de vie au contrôle alimentaire

Contrôle de vie

À chaque époque, ses pathologies psychiatriques. Jusqu'à il y a 50 ans, l'hystérie s'est développée en même temps que la frustration des femmes. Conséquence, sans doute, de la libération féminine, l'hystérie a reculé, cédant la place aux pathologies du contrôle. En effet, la société actuelle est pétrie de notions telles que la performance, le dynamisme et la quête de perfection, qui amplifient la volonté de maîtrise et de contrôle de soi. Les femmes souhaitent réussir sous toutes leurs casquettes : femme-maîtresse, femme-mère et femme d'ambition et de pouvoir. Les hommes aussi sont confrontés à cette multiplication des tâches, avec, à côté de leur vie professionnelle, un accroissement de leur responsabilité paternelle. Leur rôle de patriarche s'en trouve profondément modifié. En quête de leur équilibre, les femmes comme les hommes ressentent le besoin de le montrer dès qu'ils pensent l'avoir atteint. Comme si contrôler son image revenait à officialiser sa réussite complète ! Ces dames rêvent d'un idéal esthétique conforme aux fantasmes sociaux affichés dans les magasines. La gent masculine, elle, prend soin de son Corps, se transforme en ce « métrosexuel », objet de tant de convoitises marketing.

Un choix libre ou sous contrôle ? Une vie idéale est-elle une vie sous contrôle ? Dans cette course à la perfection, le contrôle fait illusion. Est-ce pour autant la meilleure solution ?

Contrôle des émotions

L'individu qui contrôle s'érige en tant qu'unique responsable. Maître des événements, il croit disposer du pouvoir fantasmagorique de se prémunir de toutes les catastrophes. Mais comment vivre au présent quand on vit dans l'angoisse de l'échec, la crainte de ne pas pouvoir maîtriser le futur ? En reléguant ses émotions derrière la raison et l'action... jusqu'à les nier.

> *« Si je veux tout maîtriser, je dois être fort et donc contrôler mes émotions. J'ai toujours agi avec bon sens, plus par obligation que par plaisir. Le contrôle me rend plus réfléchi, plus intelligent et m'évite les souffrances... Mais aujourd'hui, je me sens seul. À force de me blinder contre les sentiments négatifs, je suis devenu un "célibataire endurci". J'ai trop de mal à appréhender une relation amoureuse sérieuse. Je collectionne les conquêtes et, pour ne pas m'attacher, ne reste pas trop longtemps avec mes partenaires. J'ai peur d'être brisé... Et puis, qui voudrait de moi ? La vérité, c'est que je suis invivable... »*

Contrôle alimentaire

Notre environnement médiatique, affectif et même médical renvoie l'image idéale d'un mangeur contemporain qui serait un être rationnel, informé et maître de lui-même. C'est le Graal du contrôle alimentaire.

Ce contrôle, même s'il répond à un besoin de Corps (le fait de manger pour assouvir sa faim), est toujours mû par un acte volontaire. Il obéit donc à une décision de la Tête. La sensation de faim ne suffit pas pour la motiver : seule la Tête décide, ou non, d'actionner ce contrôle mental dit « cognitif ».

Dans ce cas, la restriction alimentaire qui découle de la volonté de perdre du poids est liée uniquement à un système de pensée et non à une demande physiologique. C'est ainsi que naissent les cadres alimentaires fixés par les croyances. Évidemment, ce contrôle a ses limites, même avec la plus forte volonté du monde. Car ce pouvoir dépend également de facteurs environnementaux psychoaffectifs et émotionnels : stress, obligations conventionnelles, envies, etc.

D'où vient ce besoin de contrôle ?

L'évitement de soi, un apprentissage de l'enfance

> *« Je me contrôle pour éviter les conséquences de qui je suis. »*

Nombreux sont mes patients qui, enfants, ont appris à éviter d'*être* qui ils étaient vraiment, afin d'être conformes au désir de leurs parents. Désireux de plaire et d'être aimé, ils ont nié leurs sentiments, leurs sensations et leurs émotions, les enfermant sous une carapace blindée. Leur quête infinie d'amour et de reconnaissance s'est soldée par la négation de leur Être (*« je ne suis pas assez bien »*), puis la sous-estimation de soi et un trouble de l'affirmation de soi. Pour éviter de souffrir face à leur non existence, ils ont créé des multitudes de stratégies anesthésiques en reniant leurs émotions et leurs sensations. En consultation, ils évoquent leur incapacité à se montrer aux autres sous leur vrai jour : pour eux tout va bien.

> *je suis souriant, je réussis bien dans mon travail, mais dans le fond, je marche à côté de mes pompes et je me sens mal.*

Les souffrances générées par ce besoin irrationnel de maîtrise induisent souvent une sous-estimation de soi et des conduites de dépendance ou d'addiction.

La recherche de performance

> *« Je maîtrise, je suis connu et reconnu pour ça ! »*

La recherche de performance, souvent corrélée au contrôle, trouve son origine dans une insatisfaction constante, une carence affective, une sous-estimation de soi et une quête de reconnaissance, donc d'amour des autres.

Le problème, c'est que cette performance, une fois atteinte, est source un plaisir relatif, éphémère et... sous contrôle ! Il n'y a qu'à voir les joueurs de poker qui excellent dans l'art de ne rien montrer de leur ressenti : même quand ils gagnent, les plus grandes stars du genre ne se permettent aucune effusion de joie. À l'inverse, quand la performance n'est jamais atteinte, le joueur insatisfait joue et rejoue encore, n'y trouvant qu'une insatisfaction grandissante. Le sacrifice est grand pour un résultat qui ne peut être apprécié.

La peur

Peur de vivre ?

> *« Je l'aime, elle m'aime aussi, mais je préfère que l'on ne soit pas ensemble parce que j'ai trop peur de souffrir. Je préfère ne pas m'attacher et sortir avec des femmes que j'aime moins. Au moins, là, je ne risque pas de souffrir, je contrôle ! »*

En réalité, ce patient souffrait de cette situation. Car la peur de vivre des émotions douloureuses liées aux risques de la perte de l'autre ou de la déception d'une histoire moins excitante que prévu induit forcément la peur de vivre des émotions positives, comme l'amour. À force de vouloir contrôler sa vie et ses sentiments, on ne vit plus rien… et on mange pour se remplir de vie !

Peur de quoi d'autre ?

Peur d'être envahi par des émotions agréables ou désagréables, peur des autres. Le contrôle sécurise, maintient l'autre à distance.

Peur de culpabiliser. La culpabilité est vécue comme une contrainte et induit un état de mal-être. On la prévient avec un cadre de plus en plus rigide, constitué d'interdictions d'actions obligatoires. Pour éviter de se sentir coupable, on croit contrôler en disant *oui* ou *non*.

Peur du désir et du plaisir, peur à nouveau d'être envahi et de vivre l'émotion tout naturellement. On a tendance à dénigrer le plaisir, à le confondre avec l'abandon de soi. Or, se laisser aller à « ressentir » ne signifie pas s'oublier et perdre le contrôle. Bien au contraire, il témoigne d'un équilibre de vie !

Peur de se dévoiler. Le trouble de l'estime de soi se manifeste par la peur de se dévoiler, de montrer aux autres ses réelles faiblesses, ses ambiguïtés et ses difficultés.

> *« S'ils me voyaient comme ça, ils se détourneraient de moi. »*

Peur de ne pas être aimé. Derrière toutes les peurs énoncées ci-dessus, se cache souvent une peur plus insidieuse, celle de ne pas être aimé pour soi, celle d'être rejeté et, donc, de subir.

Tout contrôler, une grande illusion ?

Contrôler quoi ?

On croit tout contrôler : nos émotions, le temps, nos relations, notre Corps… *« Sans cette maîtrise, j'aurais 10 kg de plus »*, pense-t-on. En réalité, le désir d'évitement et de restriction alimentaire et, donc, de contrôle, ampute la liberté sociale, que cela soit pour un dîner entre amis, un goûter chez mamie ou un déjeuner professionnel : *« Au moins, en restant chez moi, je pourrais contrôler ce que je mange ! »*

Les conséquences sont variées : prise de poids, troubles métaboliques ou troubles cardiovasculaires pour n'en citer que quelques unes sur le plan physique.

Vivre s'oppose à la notion de contrôle.

Les pertes de contrôle

En pratique, ce contrôle alimentaire et mental est souvent débordé : il suffit de se laisser tenter par une petite quantité d'aliment interdit pour sombrer corps et âme dans la perte de contrôle et manger sans frein. Puis viennent la culpabilité et le rétablissement de l'hypercontrôle : la chair est faible, on a fauté. L'effet transgressif de l'interdit apporte un plaisir de l'instant, typique de l'état de restriction cognitive.

Gare, pourtant, aux erreurs d'interprétation ! Une perte de contrôle alimentaire n'en est pas toujours une… Parfois, il s'agit d'une simple régulation du comportement alimentaire : les besoins alimentaires étant supérieurs à l'estimation des quantités autorisées par la Tête, le Corps reprend temporairement le dessus. Régulé à une calorie près, ce comportement est parfaitement adapté !

La loi du « tout ou rien »

Un principe absurde

La loi du tout ou rien est au cœur d'une relation alimentaire basée sur le contrôle. Or, le rien provoque le tout... Vider ses placards de tous les aliments « interdits » ne garantit en aucune façon qu'il sera possible de résister à la tentation le jour où de nouveau, ces aliments seront présents, que ce soit dans un supermarché ou chez des amis. Comment gérerez-vous alors la situation ? L'aliment interdit n'en sera que plus attractif à vos yeux et il y a de fortes chances pour que vous y succombiez.

C'est vrai, il est parfois difficile de s'arrêter au bout d'une seule cuillère de Nutella. Cette maîtrise suppose un réel travail sur soi-même. Seul le Corps peut réaliser que cette pâte à tartiner qui nous fait de l'œil est, certes, un mélange de saveurs délicieuses, mais qui ne procure plus de plaisir de saveur à rassasiement *(voir 4e partie, chap. 3, « Le plaisir alimentaire »)*. Lui seul nous amènera à comprendre que ce n'est pas tant cet aliment qui nous plaît que sa texture et l'effet qu'il procure.

Le phénomène du « tout ou rien » induit l'absence d'une zone tampon de vie « normale ». En schématisant, cela donnerait ceci :

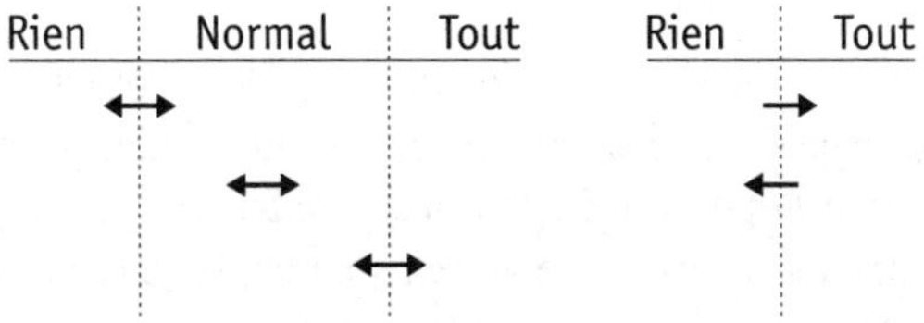

Comment recréer une zone de « normalité » ?

Recréer une zone de « normalité » est une chose difficile, mais nécessaire, et ce dans tous les domaines de notre vie.

> *« Je suis commerciale. De ce fait, j'ai tous les jours des déjeuners de travail. Au restaurant, les tentations sont grandes avec les clients qu'il faut satisfaire et souvent, je n'arrive pas à résister. Je n'arrive pas à me réfréner comme je*

le voudrais face aux cacahuètes, apéritifs, vins, plats en sauce et autres desserts. Surtout que je suis très gourmande et pleine d'énergie. Happée par l'ambiance festive des déjeuners de travail, je me fais plaisir, mais en rentrant chez moi, je culpabilise d'avoir mangé plus que mes besoins et de ne pas arriver à perdre du poids. Alors au dîner, je compense en me contentant d'une soupe ou d'une salade verte. Mais ce dîner ne me rassasie pas toujours. Alors, en fin de soirée, je me lâche de temps en temps en mangeant un paquet de gâteau ou une plaquette de chocolat... car cela me fait du bien ! »

On observe dans cette histoire que l'alimentation de Clara est constamment en réaction avec ce qu'elle vit, en étant soit dans le tout soit dans le rien. Elle n'arrive pas à recentrer son alimentation vers un juste équilibre entre les sollicitations de son travail et son désir de stabiliser son poids par une alimentation adaptée qui tienne compte de ses besoins.

Contrôler ses apports alimentaires, est-ce efficace ?

Le « nutritionnellement correct », pas si correct ?

« Si vous consommez des acides gras essentiels, vous aurez moins de risque de développer des pathologies cardiovasculaires d'ici 10 ou 15 ans. »

A priori, ce genre d'affirmation est crédible. Après tout, il est logique de penser qu'en optant pour une alimentation adaptée à ses besoins, on a le pouvoir d'agir sur sa santé, son physique et son mental. Manger mieux, ce serait, en somme, se garantir un avenir meilleur. Mais en est-on si sûr ? Qui peut certifier que vous vivrez plus longtemps avec un apport spécifique en antioxydants ? Comment se prémunir du danger si lointain d'une éventuelle pathologie cardiovasculaire alors que manger est un acte concret qui répond à un besoin immédiat, à une urgence : *« j'ai faim, je mange. »* Sans compter que le résultat n'est pas garanti : certains souffrent de troubles cardiovasculaires pendant 10 ans alors qu'ils consomment très régulièrement des antioxydants, alors que d'autres, qui n'en mangent jamais, ont un cœur en très bon état 15 ans plus tard !

Concrétiser l'avenir, voir le futur de notre Corps est consciemment impossible. Mais se prémunir contre une mauvaise santé en adoptant de nouvelles « habitudes diététiquement correctes » relève du fantasme et ne correspond à aucun besoin réel du Corps. Difficile, dans ces conditions, de changer son comportement en ayant pour seule motivation l'échéance lointaine d'un avenir meilleur. Réguler ses apports alimentaires « pour l'avenir » implique forcément une prise de contrôle par la Tête, ce qui rend la modification non durable

En réalité, la seule façon d'obtenir des résultats concrets, c'est de prendre conscience de l'effet immédiat sur le Corps de l'aliment pris en bouche, de son effet présent, donc. Par nature, le Corps, en effet, se régule en direct et non par anticipation à long terme.

Se contraindre à une consommation « nutritionnellement correcte » implique un acte de contrôle qui dérègle le Corps, avec les risques d'effet yoyo, de stress, de prise de poids et d'augmentation de pathologies diverses que cette dérégulation induit.

De la même façon, on constate qu'une alimentation « non nutritionnellement correcte » n'implique pas systématiquement des problèmes de santé. Les troubles se développent sur des terrains fragiles. Ceux-ci sont fonction d'un potentiel santé génétique, d'un développement et d'un environnement propres à chacun !

Le « nutritionnellement correct » est une notion superficielle. L'alimentation est une notion essentielle et non superficielle. Manger, c'est vital.

- **Cherchez dans votre entourage : ne connaissez-vous pas une personne que vous avez toujours vue manger « n'importe quoi » sans souffrir pour autant d'aucun trouble particulier ?**

Contrôler les apports en calories, est-ce efficace ?

Une portion est censée s'adapter aux besoins de notre Corps. Lui seul peut l'évaluer et en compter les calories. La Tête, elle, est incapable de rationnaliser nos besoins physiologiques :

elle dépend d'un système de pensée très influençable, donc toujours inexact.

Le comportement alimentaire conflictuel se traduit, le plus souvent, par une évaluation continue des portions. Surestimées ou sous-estimées, elles correspondent rarement à la réalité de leur composition nutritionnelle. Leur estimation, qui implique l'inconscient et l'apprentissage, est impraticable dans la vie de tous les jours.

La notion de calories négatives

Les industries agroalimentaires l'ont bien compris : c'est à la Tête qu'elles s'adressent. Leur objectif ? Rassurer le consommateur, lui donner l'impression d'un savoir et d'un manger « diététiquement correct ». Pour répondre au caprice de notre conscience alimentaire, les industriels modifient le format des portions et ajoutent des allégations comme « bon pour la santé ». Ils manipulent ainsi notre inconscient pour qu'il sous-estime la quantité calorique tout en gagnant la confiance du consommateur. L'éducation et l'acquisition des connaissances ne suffisent pas à rassurer. En dernier lieu, c'est notre inconscient qui décide.

Les industries agroalimentaires se fondent sur les principes suivants :

- la perception par le consommateur du nombre de calories contenues dans un produit est peu sensible à l'augmentation des quantités fournies. Les calories sont faiblement surestimées pour les petites portions, et fortement sous-estimées pour les grandes portions.
- les allégations « bon pour la santé » orientent l'inconscient vers l'acception positive du produit.
- la combinaison dans une même assiette ou au cours d'un même repas d'aliments « bons » et « mauvais » influe sur le comportement alimentaire : *« je m'autorise à manger des frites parce que je mange de la salade. »*

Comment s'en sortir ?

En vivant à l'instant présent, en acceptant ses émotions liées aux événements de la vie, en les ressentant sans les censurer... Ce sont ces principes de « pleine conscience » qui permettent le fameux « lâcher-prise », véritable antidote contre le stress ! À découvrir en fin de livre, dans la partie « Votre nouveau comportement alimentaire ».

Ce lâcher-prise vous permettra aussi de juguler plus particulièrement votre stress alimentaire. Vous apprendrez à accepter et à accueillir vos sensations de Corps et vos envies spécifiques sans les juger et sans y associer aucune croyance alimentaire.

DEUXIÈME PARTIE

Quand le stress remplit l'assiette

CHAPITRE 1

Manger, c'est plus que se nourrir

Pourquoi mangeons-nous ?

Au moins pour trois raisons :

- avant tout parce que **le Corps est incapable de synthétiser** certaines substances organiques. Les matières premières et l'énergie sont donc apportées par l'alimentation sous forme de nutriments. Voilà pourquoi il est vital de consommer des nutriments : lipides, protéines, glucides, vitamines, minéraux et oligoéléments.
- parce qu'on a **faim**, serait-on tenté de répondre ensuite. Quand elle est dérangée par cet inconfort sensoriel, la Tête est envahie par une seule et même idée : *« je dois manger, et tout de suite ! »* En découle naturellement une deuxième idée, celle de la recherche du plaisir : *« de quoi j'ai envie ? »*
- mais aussi parce que **manger est signifiant**. Les aliments, porteurs de différentes fonctions, sont à la fois une source d'énergie indispensable, un facteur de plaisir et un lien social. Dotés d'une valeur affective et symbolique, ils sont, telle la madeleine de Proust, caractérisés par les qualités organoleptiques et hédoniques que leur prêtent les per-

ceptions gustatives et aromatiques. Chacun leur confèrent des fonctions propres à sa culture.

L'alimentation comme langage et échange

Une fonction affective

L'aliment consommé n'est pas seulement nutritif. Véhicule privilégié de nos premiers échanges affectifs avec nos parents, il continue d'être chargé d'une symbolique émotionnelle importante dans nos relations à autrui. Les différentes significations qu'on lui prête deviennent organisatrices des goûts et des dégoûts, selon une logique dans laquelle les critères physiologiques interviennent bien peu. L'apparence de l'aliment, sa texture, le contexte affectif auquel il est associé, la nature des opérations qu'implique son absorption, les qualités et les valeurs qui lui sont attribuées par l'environnement familial et culturel sont autant de facteurs qui contribuent à déterminer la valence[1] positive, négative ou indifférente, que revêt tel ou tel aliment pour chacun de nous.

Un langage à part entière

Les aliments constituent, à travers nos modes alimentaires, nos choix et le comportement qui en résulte, un langage à part entière. Ils peuvent évoquer diverses thématiques, tant collectives, comme le pouvoir, la sexualité, la religion, qu'individuelles, telles que le contrôle, la réussite, l'attractivité, l'ennui ou l'amour.

Pas évident, par exemple, de refuser une assiette que l'on vous présente. Quand une grand-mère s'étonne : *« tu ne finis pas ? »*, nous entendons parfois : *« Tu ne m'aimes pas ? Tu me rejettes ? »* De même, refuser de toucher au plat concocté par un soupirant énamouré peut être interprété comme de l'indifférence. La solution consiste

1. En psychiatrie, la valence désigne ce qui attire ou repousse un individu.

à exprimer avec des mots ce qui aurait pu être exprimé avec un langage culinaire.

> *« Wouaou ! Je suis impressionné, ça a l'air délicieux. Merci pour cette attention, mais là, je n'ai pas faim et je ne pourrais pas en profiter vraiment. Je le mangerai plus tard si ça ne te dérange pas. »*

Quand le dialogue relationnel se traduit en langage alimentaire

De la même façon que les aliments font sens malgré eux, un dialogue relationnel constitue également un référentiel de la relation à autrui qui participe de nos comportements de séduction, de plaisir, de partage, de peur ou d'insécurité. Le nouveau-né, dépendant entièrement du bon vouloir nourricier de l'adulte, connaît ses premières angoisses, associées au biberon. Commence déjà à se développer son équilibre émotionnel : son droit au ressenti, mais aussi son droit de nier son existence par le contrôle *(voir 1e partie, chap. 3)*. Devenu adulte, il va, par exemple, déplacer son problème de séduction autour de l'apparence physique et de l'alimentation.

Aliment récompense ou aliment punition

Notre comportement alimentaire nous relie à notre « soi » et à notre inconscient. Une simple glace à l'italienne peut avoir une fonction de récompense, de punition ou même d'auto-violence, comme une « scarification alimentaire ». Cette même glace peut aussi stimuler les souvenirs, la nostalgie (madeleine de Proust), l'identité familiale et culturelle.

L'ingestion de l'aliment récompense ou de l'aliment punition, assemblage de nutriments nécessaires au bon fonctionnement du Corps, lui confère des qualités apaisantes ou destructrices.

L'aliment récompense

> *« J'ai passé une bonne journée, je mérite bien un apéritif bière-saucisson. »*

Les aliments sucrés

Dans notre culture occidentale, le rapport au sucré est marqué pendant l'enfance par l'usage du dessert comme récompense pour l'enfant sage ou, à l'inverse, comme punition. La séquence *« enfant puni = enfant méchant = amour des parents perdu = privé de sucré »* s'inscrit dans l'inconscient, et il n'est donc pas étonnant qu'elle resurgisse, inversée, dans le comportement de l'adulte : *« sucré = amour des parents = sujet gentil. »*

La notion de chantage alimentaire

Ce type de contexte affectif est, on le voit, associé à un certain pouvoir alimentaire : celui de l'aliment interdit ou de l'aliment obligatoire, qui induit la notion de chantage.

> *« Si je veux être aimé de maman et recevoir mon amour sous forme de dessert, je dois être comme elle veut que je sois »*

ou, inversement,

> *« J'ai été méchant, maman ne m'aime plus : je suis privé de dessert »*

La dose d'amour a alors une saveur sucrée qui fait de lui un aliment « sous condition », ou « interdit ».

Ce chantage alimentaire peut prendre d'autres formes bien connues : *« Une bouchée pour maman, une bouchée pour papa. »* Le message sous-jacent reste le même : *« Tu aimes maman ? Alors prouve-le : mange ! »*

L'aliment punition

> *« Je me fais du bien ou du mal avec les aliments mais au moins là, je me sens exister »*

Le corollaire de cette valeur de punition ou de récompense attribuée à un aliment est l'oubli de soi. Un bonbon peut être une scarification alimentaire. En mangeant certains aliments, on a le sentiment de mériter ce qui arrive : *« je ne vaux rien et mérite de me faire du mal. »*

Derrière l'idée de se faire du mal, il y a la notion d'existence et de pardon. La punition joue alors un rôle expiatoire, de lavement : *« je lave mes péchés pour repartir de zéro, je me purge de mes fautes, je me pardonne d'exister. »* La punition alimentaire induit une relation alimentaire conflictuelle, source d'une souffrance importante.

Exprimer sa souffrance, travailler dessus en l'écrivant sur une page blanche ou en parlant à un ami, permet de faire une vidange émotionnelle et d'apaiser cette fausse association de faute et de rédemption. Car, le plus souvent, un aliment récompense ou punition est davantage le symptôme d'un trouble de l'estime de soi (*« je ne m'aime pas »*) que d'une faute réellement commise.

L'aliment réconfort

« Un lait chaud le soir aide à se calmer avant de s'endormir. »

Les aliments « doudou »

Les madeleines, les fromages, les compotes et autres douceurs gustatives ont en commun de calmer et de rassurer. Ils remplacent un peu la peluche ou le doudou de notre enfance. Un lait chaud, par exemple, berce avant un sommeil bien mérité ou permet d'affronter une nuit d'insomnie. On attend de ces aliments doudous qu'ils comblent un vide affectif. Manger offre une gamme de câlins, d'amour et de réconfort qui stimule l'illusion de ne pas dépendre de l'affection d'autrui. Voilà pourquoi on a souvent tendance à abuser du chocolat pour surmonter un chagrin d'amour !

Un aliment doudou, comment ça marche ?

Ce n'est pas par hasard que l'on choisit une tartine de miel, de fromage ou de pâte au chocolat dans un moment de « déprime » ou « pour se donner du courage ». Bien sûr, il y a le besoin de Corps, mais aussi un besoin de Tête. Lors de l'apparition d'une émotion, d'un sentiment de vide, d'ennui ou d'abandon, on privilégie donc un aliment aux vertus réconfortantes (*voir 2e partie, chap. 3, « Les aliments calmants, réconfortants »*) pour éviter de penser, de préférence à texture molle : pain, sous la forme d'une tartine sucrée ou salée, pâtes bien cuites avec du fromage, gâteaux, brioche... Cette relation alimentaire cultive un risque d'addiction : la Tête les réclame sans faim. Après la loi du « tout ou rien », c'est celle du « foutu pour foutu, je me lâche ».

Invités à noter leurs observations dans un carnet alimentaire, certains de mes patients prennent conscience du caractère étrangement répétitif de leur comportement.

> *« Dès que je suis angoissée, je mange un paquet de gâteau et de la brioche avec de la confiture. Mais je fais la même chose quand je suis heureuse ou alors, juste avant mes règles. »*

En fait c'est l'émotion qui motive ici l'acte de manger. Ces mêmes patients culpabilisent ensuite de n'avoir pas pu se retenir sans faire le lien entre leur état émotionnel, leur besoin d'être rassurés et le sentiment de réconfort procuré par la nourriture qu'ils viennent d'ingérer.

L'aliment symbole, ou porteur de croyances

Les aliments symboles

Les aliments sont porteurs de symboles : symbole de la fin de repas (la petite touche sucrée « pour terminer »), de célébration (foie gras, champagne, gâteau d'anniversaire) ou même d'amour (un dîner préparé par son amoureux, un plat « préféré » cuisiné par sa maman)...

Les aliments porteurs de croyances

L'aliment préventif

« Il faut manger au petit déjeuner. » Le caractère obligatoire de ce rituel matinal traduit la peur de ne pas tenir et la peur de compenser en mangeant plus à midi.

L'aliment stockage

« Il faut terminer son assiette. » Cette croyance traduit, elle aussi, la peur du manque.

L'aliment interdit

> *« Je m'interdis de manger des aliments parce qu'ils font grossir. »*

Rappel : aucun aliment ne fait grossir ou maigrir. Seul un comportement alimentaire est responsable des variations pondérales.

L'aliment de pause

Pause café, pause casse-croûte, pause petits gâteaux : manger permet dans certains cas de faire une petite parenthèse dans sa vie, pour fuir ses collègues, retarder une corvée. Manger devient un prétexte, un échappatoire, en somme :

> *« Je ne fais pas rien, je mange ! »*

Difficile, en effet, d'oser avouer à ses collègues que l'on ne travaille pas, ne serait-ce que pendant 10 minutes. Difficile, de façon générale, d'exprimer le besoin d'un break sans prétexte alimentaire. Surtout quand on ne fume pas ! En effet, certains fument une cigarette, prétexte toxique, mais, encore aujourd'hui, parfois plus acceptable qu'un café accompagné de petits gâteaux.

Cependant, attention aux conséquences de cette pause alimentaire ! Car à la culpabilité de ne pas travailler, se substitue celle de... manger !

Riche de toutes ces fonctions, l'alimentation stimule la sensation d'être, la sensation d'exister aussi bien à travers soi qu'aux yeux des autres. *« Je me sens exister quand je mange, mais je sais que cela me fait mal. »*

- **Comment faire pour concilier écoute de soi et contraintes sociales ? Comment dire non, par exemple, quand on est invité(e) à dîner ? Comment se détacher du langage affectif que constitue l'acte de nourrir pour réconcilier son alimentation avec les sensations de plaisir et de faim ? Comment, enfin, se sentir exister autrement qu'en mangeant ?**

Une multiplicité de facteurs déclencheurs

Prenons le cas de cette patiente pour réfléchir sur tout ce qui nous pousse, en dehors des fonctions affectives et symboliques que nous venons de voir, à manger au quotidien.

> *« En arrivant au vernissage le soir, j'avais un peu mal au ventre... Mais j'ai pris des petits fours, parce que j'adore les petits fours ! Je ne sais pas trop pourquoi j'ai mangé : je n'avais pas faim. Mais j'adore ces trucs au saumon... Et puis ces mini-éclairs au chocolat... Je n'ai pas pu résister ! Il y avait aussi le côté excitant d'être dans ce vernissage, enfin sortie du boulot, avec du champagne, des petits fours et tout ça. J'étais avec ma copine mais on ne connaissait personne. Je me demande si je n'ai pas mangé pour meubler...*
> *J'en avais aussi envie parce que c'était réconfortant. Le chocolat, ça me fait du bien !*
> *Certaines fois, je mange parce que j'ai faim et non parce que j'ai envie. Je fais attention à manger de la viande ou du poisson à midi et le soir. Mais j'ai un gros problème : tous les soirs, devant la télé, j'ai envie de grignoter. Parfois, j'ai l'impression d'avoir envie d'ingurgiter des trucs comme j'ingurgite les images... Je peux manger seule, ou bien avec mon mari, mais je grignote bien plus que lui et c'est difficile pour moi de lutter contre cela : la force de l'habitude... Dans la journée, il m'est plus facile d'être "raisonnable". »*

Le mal de ventre

Si manger calme la douleur, cela signifie tout simplement qu'il est temps de consulter un médecin spécialisé ! En effet, certaines douleurs ou nausées sont liées à un dysfonctionnement gastrique (gastrites, ulcère, nausée). Elles ressemblent à s'y méprendre à la sensation de faim et le fait de manger les atténue. Au point de vous induire en erreur...

La gourmandise

« J'adore ces trucs au saumon », dit la patiente. Elle « adore » ? La saveur de sa chair rose ou simplement l'effet que procure sa texture onctueuse ? La gourmandise, précisément, caractérise

les chercheurs de saveurs, les passionnés d'arômes. Au point que ces derniers préfèrent attendre d'avoir faim pour conserver la puissance du goût. Jamais ils ne dégusteront un fondant au chocolat après un repas copieux : ce serait du gâchis. Certains iront même jusqu'à s'accorder la fantaisie de commencer le dîner par leur dessert favori afin d'en profiter au maximum. Voilà pourquoi les vrais gourmands n'ont généralement aucun problème de poids.

Quant aux faux gourmands, ils « adorent » manger davantage pour l'effet de la texture des aliments, le fait de mâcher et d'avoir quelque chose en bouche, voire de se remplir. Pour ces addicts des repas sans faim, manger est une pause au cours de laquelle le temps n'a pas de prise : on ne s'ennuie plus quand on mange !

L'excitation

La stimulation de l'environnement influe sur les envies alimentaires. Pour la patiente, se retrouver dans un vernissage est « excitant ». La convivialité, le sentiment de vivre un moment exceptionnel transforment le repas en une fête. La prise alimentaire répond au besoin d'appartenance : on ne mange pas pour se nourrir ou pour contenter ses papilles gustatives, mais pour être avec les autres, partager ces instants sans en manquer une miette.

L'excitation intervient également à travers le besoin de mémorisation gustative. La Tête est curieuse et exige de découvrir à quelles saveurs correspondent ces couleurs, ces formes et ces odeurs si attractives : il est important d'en profiter puisqu'une fête exceptionnelle implique des aliments que l'on ne consomme pas quotidiennement. C'est là que l'« excitant » se confond avec le « trop ». Pourtant, succomber à cette tentation est indispensable et nécessaire pour limiter le sentiment de frustration. Heureusement, le Corps sait très bien gérer les excès. Si vous apprenez à l'écouter, il vous guidera à une calorie près. Et régulera cette prise alimentaire exceptionnelle au cours des trois ou quatre jours suivants.

Le regard des autres

Parfois, manger donne de la contenance. C'est le cas pour cette personne qui ne connaissait personne au vernissage. Tenir une fourchette, avoir le nez dans son assiette permet de rester actif et de se donner l'impression d'être moins seul et moins « stupide » face au regard des autres. *« Je ne suis pas planté là tout seul et ce n'est pas que je n'ose pas aller vers les autres, puisque je mange. »* Sans compter que manger désinhibe et nous donne un rôle sur ce qui ressemble à une scène de théâtre. Un rôle que l'on n'a pas su définir au préalable, et ce d'autant plus que l'on n'est pas sûr de ce que l'on est. Tout comme une bonne partie des personnes présentes : lors de votre prochaine soirée, vous compterez le nombre de personnes agrégées autour du buffet.

Le vide

Certains mangent pour « meubler » leur existence. Quand le sentiment de solitude ou de vide apparaît, manger a un pouvoir de remplissage. Comme dans un appartement vide que l'on meublerait en remplissant progressivement tous les espaces vides, les aliments s'accumulent les uns après les autres pour combler vos manques ou vous éviter un face-à-face douloureux avec vous-même. Le « faire » agit comme un pansement pour ne pas voir les souffrances de votre Être.

Quand se nourrir donne l'impression d'exister, cela est probablement le signe d'une carence de vie. Et voilà comment la tablette de chocolat quotidienne peut faire office d'amant réconfortant. La culpabilité en plus.

La raison

Essayer de manger de façon « raisonnable » est un leurre, car connaître ses propres besoins est impossible : cela revient à essayer de « penser » des besoins qui relèvent d'un système organique. Certes, il existe diverses informations nutritionnelles

(PNNS[1], brochures, pubs TV, etc.) qui fournissent des données calculées pour l'ensemble d'une population. Mais ce qui est vrai à cette échelle est faux à titre individuel. Le Corps est une calculette qui évalue ses besoins à chaque instant de vie. Raisonner, c'est prétendre savoir mieux que son Corps ce dont il a besoin. Cette démarche implique un contrôle alimentaire, une classification du « bien manger » pour lutter contre le « mal manger ». C'est comme une déclaration de guerre ! Et le combat est perdu d'avance : le Corps reprend toujours le dessus, ce n'est qu'une question de temps. C'est le « syndrome de la savonnette » : plus la Tête serre les vis, plus le contrôle lui échappe. De la perte de contrôle naît un sentiment de culpabilité. Vous voilà emprisonné, encerclé par vos idées. Pire, ce que vous craigniez tant se produit : vous prenez du poids.

- **Pensez-vous toujours manger par faim ? Réfléchissez bien à toutes vos prises alimentaires : n'arrive-t-il pas que vous mangiez aussi pour une autre raison, quelle qu'elle soit et qui n'a rien à voir avec la faim ? Même quand vous croyez avoir du plaisir, ressentez-vous réellement les subtilités des arômes ?**

Mangez par faim et par plaisir !

Les facteurs d'influence

Manger quand et avec qui ? Notre relation alimentaire dépend aussi du jour et de l'heure de la prise alimentaire, de la personne qui nous accompagne ou pas, et de notre état d'esprit.

Signification des heures

Nous ne choisissons pas le moment de manger par hasard. Toutes les heures de prise alimentaire ont leur signification, leur symbole, leur impact social et culturel, traînant au passage leur lot de « fausses » obligations. Elles indiquent quand le Corps a

1. Programme national nutrition santé.

des besoins particuliers (la sensation de faim), mais aussi quand la Tête est en souffrance ou estime qu'elle se « doit » de répondre à des idées socioculturelles préconçues (l'envie de manger sans faim). Certains moments de la journée, comme le réveil et le coucher, risquent davantage de s'accompagner de montées d'angoisse, lesquelles peuvent occasionner un comportement alimentaire inadéquat. Le choix de l'heure détermine ainsi un état d'humeur ou un mode d'organisation.

Le plus souvent, nous suivons des horaires alimentaires précis. Le **matin**, c'est l'heure du petit déjeuner, moment moins propice aux angoisses. Il permet de consommer des aliments aux fonctions calmantes (brioches, tartines, céréales) sans trop de risque de débordement. Les industriels abondent dans ce sens et envoient des messages qui rassurent, associant minceur et petit déjeuner équilibré, *« pour être en forme toute la journée »*. Certes, ils véhiculent au passage une fausse croyance selon laquelle *« on dépense dans la journée toutes les calories du petit déjeuner »*. Il n'en demeure pas moins que la relation alimentaire aux heures matinales, supposée sans risque, donc sans culpabilité, est « amicale ».

Pour beaucoup, ce repas riche en aliments à texture molle procure un sentiment de régression et de « cocooning » rassurant, idéal pour « bien démarrer la journée », voir pour bien « affronter » sa journée. Ainsi, pour ceux qui ont des matins difficiles, qui se réveillent avec le sentiment d'avoir à se confronter à la réalité de la vie, ou qui se préparent simplement à devoir subir, une fois de plus, une journée de travail, manger est un acte réconfortant.

> Un exemple de petit déjeuner ? Une boisson (thé, café ou chocolat), un fruit (kiwi, jus d'orange ou de pamplemousse), dynamisant car riche en vitamines, un laitage (yaourt, fromage blanc), un féculent (pain, brioche, céréale) et un accompagnement (sucre, miel, confiture).

En semaine, la **journée** (en moyenne de 9 heures à 19 heures) est consacrée pour la plupart d'entre nous au travail. Cette concentration sur un ensemble de tâches précises propulse dans le « faire ». Certaines personnes, prises par le travail, ne pensent pas à manger. D'autres ressentent au contraire le besoin de porter continuellement quelque chose à leur bouche pour mieux se concentrer ou apporter un supplément de plaisir à sa tâche.

Le **déjeuner** est servi généralement entre 12 et 14 heures, et on suit le mouvement. Ce rituel alimentaire relève du sentiment d'obligation. De la politique d'entreprise au lien social, de nombreux enjeux se développent autour des repas de travail.

Midi a beau être l'heure officielle du déjeuner en France, la faim n'est pas toujours au rendez-vous. Dans ce cas, il est conseillé d'attendre. Malheureusement, les impératifs physiologiques ne s'accommodent guère des contraintes sociales. Difficile, en effet, de refuser d'accompagner ses collègues, difficile de se priver de leur convivialité pour manger seul un peu plus tard. Voilà le genre d'obligation qui vous emprisonne dans un comportement alimentaire non adapté. Ce repas répondant à un besoin de Tête, et non de Corps, le plaisir de saveur s'en trouve diminué. Après le repas, une sensation de lourdeur et un risque de somnolence sont susceptibles d'apparaître.

Ne serait-il pas plus raisonnable de s'affirmer en préférant s'acheter un sandwich à consommer plus tard, à l'heure de sa faim ? Vous pourrez toujours passer un peu de temps avec vos collègues autour d'un café. Notre Corps ne demande qu'une chose : que nous l'écoutions. S'il ne nous demande rien, inutile de lui donner quelque chose. Au contraire, un cadre horaire trop rigide, accompagné d'obligations extérieures et riche en fausses croyances, le bâillonne. Lorsque l'on ressent une sensation de faim vers 15 heures 30 et que l'on s'empêche de manger sous peine de culpabilité, ou par peur d'affronter le regard des autres, le Corps actionne le *réflexe anti-famine* : dès la prochaine prise alimentaire, il poussera à manger plus. En outre, il stockera en prévision des prochains risques de besoins non satisfaits.

En **fin de journée**, vers 18 ou 19 heures, c'est l'heure du sas de décompression. Lorsque vous rentrez du travail, le premier réflexe est souvent d'ouvrir le réfrigérateur ou les placards pour picorer du pain, du fromage, des céréales ou quelques cacahuètes avec un verre d'alcool. Ce créneau horaire symbolise le passage de la vie professionnelle à la vie personnelle : il fait office de phase de décompression. Pour souffler, on mange ou on boit. La prise alimentaire peut calmer instantanément, vous permettant de mener de front une autre activité, comme les devoirs des enfants ou la préparation du dîner.

La **soirée**, de 20 heures à minuit, voire beaucoup plus tard pour ceux qui ont du mal à s'endormir, représente sans doute la partie de la journée la plus « angoissante » pour ceux dont la relation alimentaire est perturbée. Pour certains, les envies de manger sont obsédantes. La satisfaction d'avoir ingéré un repas équilibré, peut-être trop équilibré même, ne dure qu'un temps.

Vers 22 heures, généralement l'heure du face à face avec soi-même, un besoin incontrôlable s'impose parfois à soi : celui de continuer le repas en dévorant du chocolat devant la télé. Les soirées, comme les réveils, font ressurgir des questions existentielles, celles que l'on n'a jamais vraiment affrontées. Ces dernières renvoient à la solitude de personne libre et adulte. Pas facile d'être bien et en paix avec soi. Le « faire » de la journée laisse place à un sentiment de solitude plus puissant. Manger le soir après le dîner peut être une façon de combler notre besoin de sécurité et de réassurance.

- **À quelle heure avez-vous faim ? Le matin, posez-vous la question : le petit déjeuner est-il un rituel rassurant ? Avez-vous vraiment une sensation de faim ? Quand vous avez un petit creux en journée, avez-vous vraiment faim ? Si oui, vous autorisez-vous à manger ? Vous l'interdisez-vous ?**

La signification des jours

Notre relation alimentaire varie aussi en fonction des jours de la semaine.

Le **lundi** et le **mardi** sont habituellement des jours plus faciles à « gérer » que le week-end.

Le **vendredi soir** est l'un des moments les plus difficiles, la fatigue de la semaine augmentant notre sensibilité émotionnelle. Pour certains, l'idée de sortir est pesante : ils préfèrent alors rester à la maison. D'autres ont bien prévu de sortir, mais leur soirée a été annulée et ils n'ont aucun « plan B ». Après avoir éprouvé un sentiment de rejet ou d'abandon en apprenant l'annulation de dernière minute, ils se retrouvent face à eux-mêmes, avec le risque inhérent de voir ressurgir leurs émotions douloureuses. Pour éviter de penser et de repenser à ce qui n'a pas été ou ce qui devrait être, ils se concoctent un plateau repas pour une soirée télé... sans fin ni faim. Ainsi équipés devant leur écran, ils ne se sentent plus seuls.

D'autres ne rateraient la sortie du vendredi pour rien au monde. Au restaurant, ils mangent afin de se récompenser du labeur d'une semaine de travail selon le principe : *« Je le mérite bien. »*

Le **dimanche** est différent selon les rythmes de chacun. Tout le monde n'est pas sensible de la même façon aux changements de rythme. Bien que valorisé et revendiqué, ce repos imposé, hérité de l'ère industrielle, peut être déstabilisant pour ceux qui s'adapteraient mieux à un rythme continu. Quand on n'a rien à faire et que l'on n'a pas appris à apprécier sa propre compagnie, le dimanche est le jour où l'on peut se retrouver confronté à soi-même. S'ajoute à cela la perspective de la reprise du travail le lendemain. On grignote ainsi toute la journée pour s'occuper, se rassurer et se remplir. Pourtant, ce changement de rythme est nécessaire.

Voilà pourquoi il convient d'anticiper le dimanche en le structurant de façon solide. Cet ancrage dans le réel prémunit contre l'angoisse qui risque de surgir quand on se projette dans la semaine à venir.

Les **jours de vacances** offrent parfois un moment de répit. Enfin, on s'autorise à vivre dans l'instant. Enfin, on ne pense plus et on savoure chacune des minutes qui s'égrènent en toute sérénité, sans anticiper ni ruminer le futur. Pour une fois, les émotions douloureuses ne sont pas envahissantes. Pour le Corps, il serait bénéfique que la Tête fasse durer cet état d'esprit toute l'année. Il n'est pas rare de voir des personnes maigrir pendant leurs congés, simplement parce qu'elles se laissent guider sans y penser par les besoins de leur Corps. Pour d'autres, les vacances sont synonymes d'excès (apéritifs, soirées...), qui sont autant d'occasions d'amplifier la volonté de contrôle de la Tête. Celle-ci jongle entre le *« C'est la fête, tout est permis, je me lâche »* et le *« Je fais attention, il faut que je sois raisonnable parce que la tentation est plus forte »*.

Seul ou accompagné

Selon que l'on est seul ou accompagné, on ne mange pas de la même façon. Le regard des autres, notre lien avec l'accompagnant (famille, mari, amant, amis...) et notre histoire personnelle orientent les choix alimentaires et modifient le rituel du repas. La dimension affective reste primordiale dans le rapport à notre alimentation.

La table familiale, la cantine scolaire, le tête-à-tête amoureux ou les repas d'affaires, par exemple, sont autant de situations alimentaires qui ponctuent des moments de la vie ou de la journée impliquant des secteurs d'activité, c'est-à-dire des zones de fonctionnement de l'individu, différents les uns des autres.

Certains développent une appréhension de manger en public. La peur de dévoiler ses faiblesses se traduit par des pensées automatiques du type : *« Il doit penser que je suis une grosse vache ! »*, *« Je dois montrer que je sais me contrôler »*, ou encore *« Si je ne me contrôle pas, je ne vais plus pouvoir m'arrêter »*. Se développe ainsi une relation alimentaire dite « raisonnable ». En réalité, elle est... restrictive.

Repas seul

La solitude que l'on ressent quand on est seul avec son plateau télé ou seul à table peut favoriser un sentiment de vide, d'abandon et pousser ainsi à la compulsion alimentaire. Celle-ci peut prendre la forme d'un repas interminable ou d'un repas riche en aliments « calmants ».

A contrario, un repas seul, c'est aussi un moment à soi, pour lequel il n'est pas rare de privilégier des aliments rapidement préparés, mais choisis avec plaisir, sans contraintes sociales. C'est un moment à soi et rien qu'à soi. En ça, ce repas seul peut constituer un événement de retrouvaille.

> *« J'adore me préparer mon plateau. Je suis tranquille, je choisis ce que je veux, quand je veux. C'est un moment à moi, et rien qu'à moi ! »*

Repas à deux

Un repas à deux est un rituel permettant une communication. Il permet un partage d'informations et d'affection. Toutefois, certains repas peuvent être vécus plus comme un acte rapide pour «*faire le point de la journée*», voire tourner au «*règlement de compte*». À ce moment-là, il n'est pas rare de ressentir l'envie de «l'expédier» pour enfin être tranquille pour passer une bonne journée. Ce repas est plus une contrainte qu'un moment de plaisir convivial et gustatif.

Comment vivre pleinement cet événement nourricier ? En respirant, en prenant son temps pour déguster ce moment de plaisir et offrir à l'autre un instant supplémentaire de communication. En évitant de courir après le temps, en appréciant l'instant présent.

Les repas familiaux

Les repas familiaux sont généralement très prisés par les Français, friands de la cuisine maison et des «bons petits plats» de grand-mère. Au point que chez nous, les déjeuners familiaux peuvent s'éterniser jusqu'à 16-17 heures. Cette succession de plats, entre l'apéritif, l'entrée, le plat principal, le fromage et le dessert, complique l'application des «bonnes résolutions». Le fait que bien souvent, la conversation lors de ces réunions interminables tourne autour de la nourriture, n'arrange rien. La tentation qui ronge certains d'entre nous actionne le principe du «foutu pour foutu, je me lâche». Et accroît le risque de sortir de table avec une sensation de lourdeur et un sentiment de culpabilité.

Au delà du phénomène de groupe qui aboutit à manger plus que d'habitude, la présence parentale à table est à l'origine d'autres enjeux qui influent, eux aussi, sur le comportement alimentaire. En cas de tension, manger plus que de besoin peut être un moyen de sécuriser cette relation parent-enfant perturbée, un peu comme si vous renouiez le cordon ombilical. On mange pour faire plaisir à ses parents ou pour éviter l'affrontement. Dans les deux cas, manger est source de réassurance.

Manger en face de papa et maman peut réveiller certaines peurs : peur de ne pas être l'enfant que vos parents désirent, peur de ne pas être à la hauteur, peur d'exister avec nos faiblesses et nos forces, peur d'être soi et non pas l'enfant de ses parents. La présence parentale stimule alors la sous-estimation et le manque d'affirmation de soi (difficulté de dire « non » ou d'exprimer ses émotions, comme la colère). Résultat : on ravale ses sentiments, ses émotions, ses paroles et... on avale des aliments, encore et encore. C'est le seul moyen pour éviter de dire et étouffer sa colère.

Repas de travail

Quand le temps de pause le permet, partager son repas avec ses collègues, à la cantine de l'entreprise ou à l'extérieur, induit deux types de ressentis en fonction d'un contexte vécu soit comme une source de stress, soit une source de plaisir : un instant symbolique qui crée une coupure gourmande dans la journée de travail.

Le stress, lui, est souvent relié aux problématiques d'affirmation de soi qu'implique la « politique d'entreprise ». La restauration collective peut être vécue comme une zone d'affirmation de statut professionnel. Qui déjeune avec qui ? Pourquoi ?

D'autres sources de stress peuvent surgir, comme l'idée de déjeuner devant son ordinateur, avec un plat tout fait aux saveurs insipides !

- **Et vous, comment vivez-vous vos déjeuners de travail ? Est-ce plus du plaisir ou du stress ?**

Convivialité, culture : de nouvelles contraintes alimentaires

La culture française place le repas au centre des rituels sociaux. Perçu essentiellement comme un « acte indispensable à la vie » dans les années 1990, il évoque aujourd'hui le plaisir d'être ensemble (échanges psychoaffectifs) autant que le plaisir gustatif. L'alimentation, par tradition, se partage avec plaisir : elle correspond à un moment convivial.

L'individualisme, associé au désir de contrôle alimentaire, s'est considérablement développé au cours de la dernière décennie. Néanmoins, l'exigence communautaire et les valeurs traditionnelles de la table perdurent en France.

Aujourd'hui, le plaisir culinaire est une valeur à la mode, portée par une flopée d'émissions de télévision qui valorisent l'art de la cuisine. Les cuisiniers deviennent des stars, les écoles de gastronomie se remplissent de jeunes étudiants qui n'échouent pas là au bout d'un chemin professionnel de deuxième zone, mais qui sont là par choix, par désir ou par vocation. Dans les cours de cuisine qui fleurissent un peu partout, on cultive autant la qualité gustative des plats préparés que le plaisir d'un moment partagé. Résultat : ce plaisir reprend à nouveau le pas sur la peur de l'insécurité alimentaire. Pour plus de 90 % des Français[1], faire la cuisine est source de convivialité. Chez soi, les invités n'hésitent plus à quitter la table et à se retrouver en cuisine pour papoter, badiner et confier ses émotions les plus intimes.

Cette convivialité participe au processus de socialisation et de développement psychoaffectif de l'enfant. Du sein (en tête-à-tête avec la mère) au « banquet des anciens », le temps du repas constitue un moment privilégié pour découvrir les règles du partage en vigueur dans un groupe social donné. Même si on observe aujourd'hui une simplification de la structure des deux repas principaux, le déjeuner et le dîner, ces derniers restent un moment d'échange et de rencontre indispensable à l'épanouissement de soi. Au cours du développement de l'enfant, l'alimentation se diversifie progressivement, en même temps que le nombre et la nature des convives avec lesquels elle est partagée. On apprend à être parmi les autres, à découvrir les codes et à s'y confronter. C'est à table que les règles de politesse, de courtoisie, d'échange, de rituel, de tradition culturelle et religieuse s'exercent le plus.

Le comportement alimentaire est donc socialement et culturellement conditionné et construit. D'où la difficulté, par exemple, de retrouver ses repères lorsque l'on déménage à l'étranger.
La convivialité, elle, garde une place centrale dans l'équilibre psychique de chacun.

1. Baromètre santé-nutrition, INPES (Institut national de prévention et d'éducation pour la santé), 2008.

CHAPITRE 2

Des émotions au grignotage

Ces émotions qui pilotent vos envies alimentaires

Qu'est-ce qu'une émotion ?

L'émotion au sens étymologique signifie « mouvement ». Elle décrit le passage d'un état psychique à un autre. Par conséquent la Tête est constamment sous un état émotionnel qui bouge en fonction de son environnement. Le plaisir et la douleur ne sont pas des émotions. Si *« je souffre parce que je suis triste »*, seule la tristesse qualifie l'émotion. La douleur, au même titre que le plaisir, n'en est que la conséquence.

Il existe des émotions secondaires : *« j'ai peur d'avoir peur »*, *« j'ai peur d'avoir honte »* ou encore *« j'ai honte d'avoir peur »*... Elles sont le plus souvent le résultat de la mise en place, par l'individu, de stratégies de contrôle.

Les émotions, provocateurs alimentaires

Quand les émotions de peur ou de tristesse sont perçues comme des faiblesses, elles peuvent être niées, pour éviter d'être ressenties, grâce à ce que l'on appelle des stratégies de contrôle. Ces stratégies prennent différentes formes : se laisser aller à la « lobotomie devant la télévision », prendre des drogues ou d'autres substances psychoactives comme l'alcool ou la nicotine, mais aussi s'investir à l'excès dans son travail ou dans le sport (hyperactivité), se ronger les ongles, s'arracher les cheveux et, bien sûr : *manger* !

Les aliments, provocateurs émotionnels

Les aliments entretiennent des rapports étroits avec nos émotions. Ce lien émotion/aliment est assez comparable à notre relation aux autres personnes : on y projette les mêmes éléments de lien que ceux que nous projetons sur nous ou sur les autres (sentiments, émotions, croyances, pressentiment d'un scénario catastrophe). Ces projections, qui permettent de développer une palette émotionnelle, peuvent tout aussi bien enrichir notre relation, que la polluer ou l'entraver.

Chaque aliment provoque ainsi une émotion ou un sentiment propre à un mode de pensée : le chocolat peut faire peur et la salade, rassurer. Toutes ces idées liées aux aliments forment une cartographie, voire un cadre rigide pouvant être à l'origine de « sorties » : les « extras », « les entorses », les « écarts », voire les pertes de contrôle. C'est le « *Star Wars* alimentaire » : la guerre du « bien manger » contre le « mal manger ». En somme, la Tête est l'unique déclencheur de la prise alimentaire.

Manger : un « bouton off »

L'anxiété, l'angoisse, le stress et la peur sont autant de douleurs morales qui modifient l'état de bien-être ou de plaisir. Le système connu, conscient et acquis depuis longtemps qui est susceptible d'apaiser cet état anxiogène consiste à *manger*. Notre Corps connaît cette solution car cette action est de nature à calmer un état physiologique anxiogène naturelle : la faim. Depuis nos premiers pas, le cerveau a enregistré ce circuit neurophysiologique. Un comportement alimentaire, de type calmant, a réutilisé ce réseau de connexion situé dans le cerveau (hypothalamus) pour inhiber le centre de la « douleur ». Manger pour s'apaiser revient à détourner le circuit naturel *« je mange pour calmer ma faim »* pour le transformer en *« je mange pour calmer mon stress »*.

Les aliments sont donc d'excellents « boutons off » ! Leur ingestion stoppe net la sensation de mal-être. La plénitude gastrique agit comme un shoot : vous vous sentez comme dans un cocon où rien ne peut vous atteindre. Toutefois, l'effet ne dure que le temps de l'ingestion. Une fois l'aliment avalé, l'effet s'estompe et, aussitôt, il vous en faut un autre pour prolonger le « shoot ». S'arrêter est alors difficile, même quand le repas a été commencé avec faim.

- **Et vous ? Appuyez-vous souvent sur ce « bouton off » alimentaire ?**

Manger pour ravaler ses émotions

Quand on a tellement mal qu'il devient difficile de dire, de vivre et de ressentir, une seule idée surgit : stopper la douleur. Alors, au lieu de parler, d'oser verbaliser les choses, on essaie de jouer « la femme forte » ou « l'homme fort » pour se protéger, forger une belle carapace et éviter de ressentir ses émotions. Ingérer des aliments réconfortants agit comme un remède.

Voilà pourquoi, quand on se sent dépassé par les événements ou débordé par une situation professionnelle (des dossiers qui s'empilent), quand on a le sentiment de ne pas trouver d'issue, on mange ! Au lieu d'exprimer ses émotions, pour ne pas avoir à les subir, on les avale : on ravale ses émotions.

Pris dans ces conditions, ces apports alimentaires ne répondent pas à un besoin de Corps, mais à un besoin de Tête. Alors le Corps grossit, comme pour exprimer le mal-être refoulé de la Tête.

Le grignotage, un trouble de l'estime de soi

Grignotage ou collation ?

Le grignotage est une prise alimentaire plus ou moins importante qui répond à un besoin de Tête et n'est pas stimulée par la faim. Rien à voir, donc, avec un repas (une prise alimentaire normalement avec faim), ni même une collation. Consommer un goûter avec faim à 15 heures est une collation, tandis qu'un dîner (poisson, légumes, yaourt et fruit) consommé sans faim à 20 heures s'assimile à du grignotage.

Le grignotage peut être dû à des difficultés à affirmer ses envies, ses besoins. C'est une réponse à une souffrance psychique. Une envie alimentaire sans faim qui apparaît au milieu de l'après-midi est le plus souvent le résultat du besoin de faire une pause, d'un stress ou d'une angoisse.

Le grignotage : la conséquence d'un manque d'estime de soi

> *« C'est parce que je suis grosse que je me sens nulle. Et comme je me sens nulle, je mange ! »*

Ce n'est pas parce qu'on se trouve « gros » que l'on mange (sauf dans le cas de l'aliment punition ou de la règle « foutu pour foutu »), mais plutôt parce que l'on souffre d'un manque d'estime de soi : la Tête exprime le besoin de s'oublier et, donc, de grossir.

Notre histoire familiale, notre éducation et notre vie de façon générale jouent un rôle prépondérant dans le développement de ce type de trouble. Le manque de confiance en soi et, par extension, le manque d'estime de soi prennent souvent leurs racines dans l'enfance. Jamais assez bien pour retenir la présence de ses parents, jamais à la hauteur de leur amour, rarement complimenté, la personne qui souffre d'un manque d'estime de soi développe une structure psychique déviante et passe son temps à courir après l'amour de l'autre : *« J'évite d'être moi, parce que "moi" n'est pas assez bien pour être aimé. »* Dès lors, les qualités et les défauts de son Être lui apparaissent comme des faiblesses à cacher à tout prix, sous peine d'être rejetée. Cette négation de son Être passe nécessairement par la négation de ses émotions.

> *« Je n'ai pas le droit d'être en colère. Si je le lui dis, il va voir que je ne suis pas d'accord avec lui. Et il doit avoir raison : après tout, c'est moi qui suis trop exigeant ! »*

Nier ses exigences, c'est nier les besoins indispensables à son équilibre et à son harmonie intérieure. Pour ne pas sentir la souffrance induite par ces carences d'amour de soi, d'affection et de reconnaissance de son Être, pour oublier, en somme, on mange.

Ce manque d'estime de soi a le plus souvent pour effet secondaire le manque d'affirmation de soi : *« je ne sais pas dire non »* ou *« je n'ose pas dire »*. Pourquoi ? « *Parce que si je dis non, j'ai peur qu'ils me rejettent* », ou *« parce que les autres savent mieux que moi »*. Ces personnes qui disent « oui », subissant une situation sans jouir du plaisir apporté, sont en général peu reconnues dans leur entourage. Dans le monde professionnel, par exemple, plus une personne est volontaire, plus on lui donne du travail, plus son moral baisse et moins elle arrive à gérer cette situation qui la dépasse. Cette personne ne sera pas plus estimée pour autant par son entourage.

Pourtant, une personne qui répond *« non, je ne peux pas m'en occuper pour le moment, j'ai des priorités »* donne un gage de sérieux et d'efficacité, inspirant, paradoxalement, confiance à ses collaborateurs. Le jour où cet individu dira oui, on lui en sera beaucoup plus reconnaissant, sachant qu'il peut dire non.

L'environnement s'habitue au oui. Le jour où la réponse devient *« je suis désolée, mais aujourd'hui je ne peux pas »*, l'interlocuteur peut être surpris, ou même avoir une réaction très négative, mais celle-ci ne tardera pas à se muer en respect une fois la surprise passée.

Un oui qui aurait dû être un non a des conséquences douloureuses : le sentiment de subir la situation, la transformation du plaisir en contrainte, le manque de reconnaissance de sa propre existence, le débordement professionnel, le sentiment d'être dans une impasse, un manque de confiance en soi accru et, pour tenir le coup, la prise régulière de calmants alimentaires !

À force d'éviter d'être rongé par les remords d'avoir osé dire non, de contourner la peur de ne pas être aimé, certains déplacent leur culpabilité sur l'alimentation : ils mangent sans faim, juste pour se calmer et se donner du courage afin d'affronter la situation.

Oser s'affirmer, c'est dire oui ou non en fonction de ses envies, de ses plaisirs et de ses possibilités. L'apprentissage de l'affirmation de soi apporte non seulement un apaisement et un bien-être de vie, mais sert également à faire du tri dans l'entourage. Ainsi, j'ai souvent entendu mes patients se plaindre que leur entourage profitait de leur oui : il y en aura toujours pour abuser de votre fausse générosité !

Savoir dire non c'est affirmer son existence et construire une intériorité équilibrée.

À force de ne pas oser être soi, de nier son existence, la Tête souffre. On mange alors pour la calmer, ce qui entraîne une carence de l'estime de soi, comblée par un excès alimentaire.

Alors, que faire ?

Si vous vous enfoncez une punaise dans le pied, la douleur vous préviendra d'un danger potentiel : en prenant conscience qu'un corps étranger s'est logé dans votre talon, vous adapterez votre comportement au problème et enlèverez la punaise, afin d'éviter l'inflammation, voire le développement de la gangrène. Les émotions, comparables aux douleurs physiques, sont à traiter de la même manière. Il suffit d'apprendre à les accepter et s'autoriser à ressentir.

Car la Tête voit la douleur sans la ressentir. Elle est sous anesthésie sportive ! Les larmes coulent avec une idée, un *sentiment* de rage et de tristesse tout à fait modérée. Les pensées s'enchaînent alors, associant des *sentiments* plus doux.

La peur, la tristesse, la honte, la colère sont autant de signaux qui préviennent ou qui signalent un trouble psychique. Les pleurs, les cris ou toute autre expression émotionnelle ont pour fonction de soulager. C'est une « vidange émotionnelle » naturelle. Le stress ressenti s'en ira spontanément. La Tête s'apaise et indique peu à peu le chemin à suivre pour accéder à un mieux-être.

Le simple fait de « voir » ses émotions sans les ressentir de plein fouet permet un travail sur soi indispensable à son mieux-être. Progressivement, la relation alimentaire va s'apaiser et les aliments ainsi désinvestis de leur fonction d'antidépresseur, retourner à leur juste place : ils redeviendront source de plaisir, de saveurs.

Dénuées de valeurs positives ou négatives, les émotions sont normales et indispensables. En agitant le Corps et les pensées, elles garantissent notre équilibre psychique. Les éviter ne soulage que temporairement. À moyen et long terme, cet évitement menace la Tête de gangrène, ni plus ni moins !

CHAPITRE 3

Du plaisir à la dépendance alimentaire

Le plaisir hédonique

D'un point de vue corporel, un aliment est aussi source de plaisir. Cette fonction, essentielle, stimule la régularité des prises alimentaires (2 à 5 repas ou collations par jour), comportement répétitif et indispensable à notre survie. Comment pourrait-on passer 365 jours pendant 80 ans à exécuter ce rituel alimentaire à raison de trois repas par jour, soit pas moins de 87 600 repas, s'il n'y avait pas de plaisir ?

Le plaisir permet également de quantifier nos besoins. Quand il n'est plus perceptible, notre comportement de prise alimentaire s'arrête : c'est le rassasiement.

Écart, gourmandise, envie ou... compulsion alimentaire ?

Écart, gourmandise et envie de manger ?

Comment définir un écart ?

Selon les lois alimentaires, édictées ou non dans le cadre d'un régime imposé par la Tête, un écart est une infraction inévitable.

Sur le sujet, les amis se veulent toujours rassurants :

> *« Si tu ne fais pas d'écart à ton régime, tu ne tiendras jamais le coup et tu risques de tomber dans la déprime. Ne te culpabilise surtout pas pour une légère entorse, reprends ton régime. »*

Pas si simple... La culpabilité représente la prise de conscience qu'une faute a été commise. Elle a pour rôle de stimuler la motivation pour réparer les erreurs de conduite. Impossible, dans ces conditions, de ne pas culpabiliser en cas d'écart. C'est plus fort que soi : *« Il faut agir pour compenser, gommer, oublier. Agir pour se racheter et dépenser ces calories qui n'auraient jamais dû être avalées »* Et voilà, la Tête s'emballe et c'est reparti pour une restriction : toujours le régime yoyo.

La solution ? Supprimer tout risque de tentation... de faire un régime !

Qu'est-ce que la gourmandise ?

Qu'on se le dise une bonne fois pour toutes : la gourmandise n'est pas un vilain défaut[1] ! La gourmandise, c'est la reconnaissance hypersensible du plaisir de saveur, qui permet à l'organisme de contrôler le comportement alimentaire. Ce contrôle est à la fois quantitatif (signal de la faim et de la satiété) et qualitatif (intensité du plaisir, faim de tel ou tel aliment).

Le gourmand est à la recherche d'un plaisir gustatif. Il est prêt à tout pour optimiser son bonheur alimentaire... y compris à attendre d'avoir faim. Cette sensation corporelle stimule les bourgeons du goût, détecteurs de plaisir qui se ferment avec le rassasiement. Même devant un succulent dessert au chocolat, le gourmand renonce à manger s'il n'a pas faim : cela lui gâche le plaisir ! Il préfère en repousser la dégustation à plus tard. Les plus malins pensent même à se limiter pendant le repas, afin de garder « un peu de place » pour le dessert.

1. Florence Pujol, *Les 100 Mots de la diététique et de la nutrition*, Paris, PUF, « Que sais-je, », 2010.

Qu'est-ce que l'envie de manger ?

L'envie de manger n'a rien à voir avec la gourmandise. La première correspond à un besoin de Tête ou de « compensation alimentaire » pour faire face à un stress ou un état émotionnel négatif. Concrètement, elle se traduit par le plaisir de mâcher et d'avoir quelque chose en bouche quel que soit le goût des aliments : on aime être à table pour combler un ennui et partager un moment, plus que pour l'aventure culinaire.

Parfois, il s'agit d'une envie exceptionnelle, impulsée par un événement ponctuel (mariage, anniversaire) au cours duquel les mets proposés et la convivialité ambiante sont uniques. Dans ce cas, le besoin de mémorisation gustative pousse le Corps à consommer au-delà du rassasiement.

- **Et vous, êtes-vous gourmand(e) ? Vous arrive-t-il de manger sans faim ?**

Compensation et compulsion

Manger, agir, être dans le « faire » pour combler une sensation de vide : lutter contre cette idée envahissante s'avère une épreuve de force. Résultat : vous tenez, tenez encore et... vous « craquez ». Vous vous lâchez avec violence car cette pulsion alimentaire est un phénomène qui s'impose à vous. Même la Tête surpuissante ne peut rien y faire !

La guerre est alors déclarée. Pour y remédier, il convient de retrouver une relation alimentaire plus paisible. Cette liberté, cette paix intérieure se retrouvent en acceptant le fait que le problème vient d'ailleurs, du fond intérieur, de votre histoire personnelle.

Qu'est-ce qu'une compensation alimentaire ?

La compensation alimentaire répond à une situation de manque ou de détresse émotionnelle. Elle est la manifestation d'une stratégie d'évitement : pour éviter de souffrir, pour éviter de dire quelque chose que l'on a sur le cœur, on ravale ses paroles et... on avale gâteaux, chocolat et autres aliments désirés et, donc, souvent « interdits ». L'important n'est pas le plaisir gustatif comme pour la « gourmandise », mais le plaisir de manger dans un but tout autre : se remplir. Seul l'effet calmant de l'aliment est recherché. Qu'il soit autorisé (assumé en quelque sorte) ou résultat d'une perte de contrôle, ce phénomène de compensation peut également prendre la forme d'un repas sans fin, d'un apéritif alcoolisé qui fait office de « phase de décompression » en fin de journée, ou simplement du choix d'un aliment exceptionnel à n'importe quel moment de la journée.

Compenser, d'accord, mais quoi ?

Cela va du simple stress d'une journée de travail au sentiment d'abandon, en passant par l'anxiété et la dépression. Sur ces maux, la compensation alimentaire agit comme un pansement invisible : elle évite de souffrir, de penser et de se retrouver face à soi-même. Un soi-même meurtri, qui se sent seul et dépassé par les événements (avec un sentiment de subir), qui vit sous le règne des *« il faut que »*, *« y a qu'à »*, *« je n'y arrive plus »* ou encore *« on ne m'aime pas »*.

À travers cette compensation, il est tentant d'évacuer la tension liée à un événement de vie. Il s'agit d'une réaction déraisonnée car elle ne résout en rien l'événement déclencheur. Si elle soulage à court terme, le problème, lui, persiste. Vous voilà en pleine double peine ! Le problème de vie, ajouté à la culpabilité de cette alimentation excessive, finit par créer une souffrance en plus et fait tourner la roue pour générer une nouvelle réaction raisonnée mais le plus souvent inadaptée : *« je vais me priver pour compenser. »*

Cette incitation de la Tête, *« mange, cela va te faire du bien »*, est comme un hameçon. Soit on l'attrape, ce qui alimentera la spirale qui mènera vers une relation alimentaire addictive et vers le régime yoyo. Soit on observe et on accepte la souffrance sous-jacente pour la traiter plus directement par les pleurs, la parole, la confrontation à l'autre, la confrontation à ses peurs...

Fringale ou compulsion ?

Qu'est-ce qu'une fringale ?

Une fringale se définit par une envie forte et irrationnelle de s'alimenter. À la différence d'une compensation et d'une compulsion alimentaire, elle répond à un besoin de Corps.

Voilà pourquoi, que la quantité ingérée soit faible ou importante, cette prise alimentaire n'engendre aucun inconfort particulier. Source de plaisir de saveur, elle peut répondre à un besoin urgent d'énergie, de nutriment ou même à une demande de mémorisation gustative d'un aliment jusqu'alors inconnu et très apprécié, ou d'un aliment exceptionnel.

Qu'est-ce qu'une compulsion alimentaire ?

En cas d'angoisse, le comportement alimentaire peut servir de refuge. À l'image de l'hypercontrôle restrictif, les compensations alimentaires, voire les compulsions, apaisent cette souffrance psychique. Le besoin irrépressible d'aliments « calmants », sucrés, salés ou les deux en même temps, se fait ressentir : c'est la compulsion alimentaire !

Différents types de compulsion alimentaire

Non impulsive, elle est programmée, préméditée, prévue quelques heures à l'avance : lieu, choix des aliments et fantasme du plaisir ressenti.

Impulsive, elle est non préméditée et peut avoir lieu n'importe où et à n'importe quel moment. Impossible d'y échapper ni de la retarder. Elle est ressentie comme un besoin qui s'impose à soi, comme si une autre personne prenait le contrôle de notre Être.

Après repas *(postprandial exclusive)* : la prise alimentaire stimule la « jouissance de remplissage ». Aussi, après un repas classique, le « stop » est introuvable et le repas « tourne en crise ». Soit les doses des aliments prévus se multiplient irrationnellement, soit le dessert est une accumulation de produits avec une impression de « sans fin ». Et ce jusqu'à ce que la douleur digestive devienne insupportable.

Nocturne, la compulsion commence vers 18-20 heures et se termine dans la soirée, voire au petit matin. La nuit stimule les sentiments d'insécurité, de solitude, d'abandon et de vide. Parfois, la compulsion intervient après un réveil nocturne causé par une obsession de prise alimentaire. Le compulsif a alors le sentiment qu'il est impossible de se rendormir sans cette crise apaisante.

Avec frénésie alimentaire : cette compulsion est proche d'une crise de boulimie. Sans faim ni plaisir, sans phénomène de compensation, elle se caractérise par une véritable orgie.

- **Vous reconnaissez-vous dans l'une de ces manifestations ? Si oui, parvenez-vous à en distinguer la nature ? Êtes-vous plutôt fringale ou plutôt compulsion ?**

Critères de compulsion alimentaire sévère[1] :

- plus de deux crises par semaine ;
- chaque crise est marquée par l'ingestion d'une quantité importante d'aliments, sans faim ni sentiment de rassasiement ;
- présence d'un sentiment de perte de contrôle et de mal-être ;
- durée courte de la crise, de quelques minutes et non de quelques heures ;
- les aliments ingérés sont pensés hors crise comme « interdits ».

Facteurs déclencheurs d'une compulsion

Il existe une multitude de situations qui font basculer un comportement alimentaire paisible dans la compulsion alimentaire. En voici quelques exemples :

- les régimes amaigrissants ;
- les croyances alimentaires ;
- les pensées dichotomiques (tout ou rien) ;
- la frustration de vie ou d'alimentation ;
- la non-affirmation de soi ;
- le sentiment de solitude, d'abandon ou de vide ;
- l'intolérance aux émotions plaisantes ou douloureuses : joie, colère, tristesse, déprime, stress ;

1. Selon le DSM-IV (*Diagnostic and Statistical Manual of Mental Disorders*, 4e éd.).

– la sensation d'inconfort physique ou psychologique provoquée par des événements anodins ;
– la prise de toxiques (alcool ou cannabis) : il peut s'agir d'un simple dîner entre amis avec une petite consommation d'alcool.

La frustration, source de pulsions

- **Qui mange un œuf, mange un bœuf, dit-on... Est-ce à cette maxime terrifiante que vous songez quand vous croquez un carré de chocolat ? Avez-vous peur d'en abuser et d'enchaîner avec un autre carré, voire la tablette entière ?**
- **Vous arrive-t-il de désirer un aliment au point qu'il en devient presque obsédant ?**

Si oui, vous mettez sans doute en œuvre une stratégie d'évitement :

> *« Pour éviter de manger du chocolat, j'ai pris un yaourt. Mais j'avais toujours envie de chocolat après. Alors j'ai mangé du fromage blanc avec du pain pour me caler. Et puis je me suis sentie coupable à cause du pain. Alors j'ai pris une pomme, puis une deuxième... Finalement, j'ai fini par craquer et j'ai descendu la plaquette de chocolat. »*

Stratégie pas très efficace, donc... Le plus souvent, c'est cette stratégie d'évitement de la culpabilité qui fait grossir. En cédant à votre envie initiale, vous vous contenteriez sans doute de croquer quelques carrés... et c'est tout !

Détournement de fonction : du plaisir à la dépendance

Nous sommes tous dépendants de notre nourriture : il nous faut manger pour survivre ! Cette dépendance physiologique se construit à partir de nos besoins vitaux et du plaisir de saveur ressenti.

Mais cette dépendance physiologique, qui répond à nos besoins premiers, peut induire une autre forme de dépendance. Cette situation s'instaure lorsque l'on détourne le comportement alimentaire pour résoudre une souffrance. L'alimentation est alors utilisée comme solution pour se protéger d'émotions douloureuses comme la tristesse, l'angoisse, le sentiment d'abandon, de faible estime de soi ou de vide.

Cette relation alimentaire conflictuelle d'ordre émotionnel est potentiellement addictive ! Manger anesthésie la douleur, stoppe la souffrance et arrête le temps : on ne s'ennuie plus, car la prise alimentaire procure un sentiment d'apaisement... *dans l'immédiat seulement.*

Ainsi, la prise alimentaire peut enclencher le système de récompense qui est en jeu dans toutes les addictions : drogue, cigarette, alcool, café... mais aussi chocolat ou exercice physique. Chez certaines personnes, génétiquement plus vulnérables, la stimulation du système de récompense peut se transformer en addiction et générer de la dépendance.

Ce risque peut apparaître lorsqu'un aliment est détourné de sa fonction initiale pour devenir un stimulus nutritionnel qui intervient en cas de relation alimentaire émotionnelle de dépendance.

Pour résumer, ces aliments-stimuli sont utilisés pour :

- calmer ou tenter d'apaiser ses angoisses ;
- anesthésier ou éviter une souffrance : *« Pour éviter de penser, je mange ! »* ;
- s'oublier un instant en mangeant ;
- pour décompresser : *« Après une journée stressante, je mange ! »* ;
- remplir un sentiment de « vide » : *« Quand je mange, je ne m'ennuie plus. le temps passe plus vite ! »* ;
- pour se donner du courage : *« Un Mars, et ça repart ! »*

Autant d'effets que l'on peut aussi rechercher en fumant, en buvant de l'alcool ou en dépensant sans compter. Ces comportements de compensation face à une douleur psychique s'apparentent à une conduite de dépendance.

La relation alimentaire qui en découle est ressentie comme une douloureuse dépendance. Pour enrayer ce processus, la tendance stimule la loi du « tout ou rien » : *« demain, je me mets au régime. »* Ce qui a pour conséquence d'augmenter le pouvoir d'attraction des aliments. Et de provoquer, le plus souvent, des prises de poids.

Les aliments calmants, réconfortants

Comme les fumeurs sont accrocs à leur marque de cigarette ou les buveurs à leur alcool fétiche, les mangeurs « dépendants », qui peuvent également transformer le repas en un événement interminable, consomment des aliments émotionnels apparentés à des drogues alimentaires. Certes, les aliments, contrairement à l'alcool, au tabac et au cannabis, ne sont pas des substances toxiques. Toutefois, ils peuvent étendre leur fonction de nourrir le Corps à celle de droguer la Tête : ils calment, rassurent, punissent et récompensent. La consommation d'un aliment « doudou » anesthésie la Tête : c'est une véritable *pause* alimentaire : éviter de penser procure, sur le moment, un instant de plénitude et de bonheur immédiat... mais non durable !

Cet effet calmant est lié à trois facteurs :

- **la texture pâteuse** en bouche induit un effet de succion qui berce et tranquillise, procurant une forme de régression mentale. C'est le cas, généralement, des tartines (pain/fromage, pain/beurre, pain/pâte à tartiner chocolatée), des biscuits salés ou sucrés, du chocolat ou encore des pâtes très cuites au fromage ;
- **la gestuelle** a un effet relaxant. Comme pour les fumeurs qui sont plus dépendants au geste qu'à la nicotine, c'est la répétition de la préhension de l'aliment porté à la bouche qui calme. Les personnes sensibles à cet effet consomment plutôt des petits aliments : bonbons mous en bouche ou biscuits apéritifs ;
- **le « remplissage »**, caractérisé par une quantité d'apport alimentaire importante, procure une sensation de plénitude face à un sentiment de « vide » : on se sent seul, on mange pour se remplir.

La dépendance alimentaire, une véritable addiction ?

L'alimentation est parfois source d'une dépendance relationnelle. Or, l'addiction est le corollaire de toute dépendance. Elle se traduit par un manque, une perte de contrôle qui s'impose à soi malgré le désir persistant ou les efforts pour maîtriser la relation.

Peut-on parler, pour autant, de drogue alimentaire ou de véritable addiction ? Oui, car le syndrome de sevrage et l'augmentation des substances induisent des conduites de dépendance, physique ou psychologique. Non physiologique, cette dépendance peut se traduire par la peur du manque, le sentiment que le comportement s'impose à soi comme une force extérieure. Symptômes contre lesquels la volonté et la motivation ne peuvent rien.

La réponse alimentaire ne fonctionne qu'à court terme, car la souffrance, non tolérée, réapparaît très vite. L'oubli de soi, à court terme, provoque une nouvelle prise alimentaire et c'est l'engrenage addictif. Ce comportement s'impose à soi même : on mange pour se remplir, se punir, se calmer, se récompenser...

> *« Je suis nulle, je suis, grosse donc je mange. »*
> *« Je mange parce que j'ai eu une bonne journée ! »*

D'un point de vue psychologique, la dépendance peut entraîner une sous-estimation de soi ou un trouble de l'affirmation de soi.

La relation alimentaire émotionnelle traduit un lien de dépendance : la Tête détourne le besoin de manger pour solutionner une souffrance.

Quels critères pour quelle addiction ?

Peut-on pour autant parler de véritable addiction dans le cadre d'une relation alimentaire ? Oui et non. Ainsi, rappelons que cette dépendance alimentaire est naturelle et vitale. Toutefois, on retrouve dans une relation alimentaire conflictuelle de nombreux points communs avec les conduites addictives en général.

Selon le DSM-IV (*Diagnostic and Statistical Manual of Mental Disorders*, 4e édition), le manuel de référence nord-américain en matière de psychiatrie, la dépendance à une substance, quelle qu'elle soit, est diagnostiquée en présence, sur une période d'au moins 12 mois continus, d'au moins trois des constats suivants :

Tolérance

L'utilisation continue d'une même substance engendre un besoin diminué de cette substance ou le besoin d'une quantité toujours plus grande, pour « s'intoxiquer ».

Certes, il est délicat d'affirmer que les quantités de « drogues alimentaires » augmentent continuellement. Ainsi, les apports dépassent toujours les besoins du Corps. Pour autant, manger pour déstresser ne provoque pas forcément un surpoids. Tout est question de fréquence ! Si celle-ci est élevée, le surpoids est inévitable et, dans ce cas, une forme d'intoxication alimentaire peut être mise en cause.

À l'inverse, faire une pause, ponctuellement, en avalant un repas trop copieux ou en engloutissant un paquet de gâteaux « bien mérité », et sans voir se profiler le spectre de la dépendance, est tout à fait possible. Même si les quantités habituelles augmentent, cela n'a rien à voir avec le principe alcoolique, lequel consiste à augmenter les doses pour conserver les mêmes effets.

Symptômes de sevrage

L'arrêt brutal de la consommation de la substance à l'origine de la dépendance provoque des symptômes de sevrage.

A-t-on jamais entendu quelqu'un se plaindre de douleurs physiques provoquées par un manque de tartine de Nutella ? Non, de toute évidence ! L'impression de sevrage et de manque d'un aliment correspond en réalité à une peur de la souffrance d'un futur manque. Pour prévenir ce manque, le stockage se met en place !

> *« Je mange parce que si je le laisse, les autres vont le manger à ma place. »*
> *« Je préfère me servir pour être sûr d'avoir la plus grosse part. »*

> *« Je mange pour éviter d'avoir faim plus tard : je ne dois pas grignoter entre les repas ! »*

Perte de contrôle

La substance est consommée en quantité plus importante ou pendant une période plus longue que prévue.

Un dernier verre pour la route... Et puis un autre, et encore un autre ! Imaginez maintenant une tartine de Nutella à la place du verre de scotch... Oui, répondrez-vous, mais dans ce cas, cela s'apparente à de la boulimie.

Pourtant, nul besoin d'être boulimique pour expérimenter cette perte de contrôle ou plutôt de régulation naturelle sur le plan alimentaire. Cela peut arriver à tout le monde. Il suffit d'un moment de convivialité, d'un bien-être, fictif ou réel, pour profiter d'un moment exceptionnel. Et on dépasse les « quantités prévues », malgré soi... Pas de problème, le Corps lui, sait ce qu'il a ingéré et indiquera la marche à suivre pour rester à sa valeur pondérale.

Désir persistant

Soit l'individu ressent un désir persistant pour la substance ; soit ses efforts pour en diminuer ou en contrôler l'utilisation sont infructueux.

Parfois, c'est pire : plus le désir de perte de poids et la volonté de restriction sont intenses, plus les pertes de contrôle s'intensifient.

> *« Tous les lundis, je me dis que je vais arrêter de m'empiffrer et commencer un régime, mais je n'y arrive pas ! Au contraire, la seule idée de ne pas manger me pousse à manger ! »*

Temps consacré à la recherche et à l'utilisation du produit

L'individu consacre une proportion importante de son temps à la recherche et l'utilisation du produit. Pour certains, on pourrait même parler d'obsession alimentaire. Avant la prise alimentaire, la Tête est envahie par des pensées telles que celles-ci : *« j'ai envie de chocolat… Non… Si… Il y en a dans mon tiroir. Non, ce n'est pas bien. Oui, mais j'en ai envie. Ce n'est pas grave, je ferai attention à midi. »* Après la prise de la substance, la Tête se punit : *« je n'aurais jamais dû. Je suis grosse et moche. Je n'ai même pas réussi à me restreindre à midi. Foutu pour foutu, je finis ma deuxième tablette. »*

- **Au cours d'une journée, combien de temps pensez-vous à ce que vous avez mangé, ce que vous allez manger, ce que vous n'auriez pas dû manger ou encore comment l'éliminer ? 20, 50, 80, 100… voire 120 % du temps ?**

Désocialisation

Des activités sociales, familiales ou professionnelles sont mises de côté.

Il arrive que le besoin de manger tranquillement, sans le regard des autres, de prendre sa drogue suivant un cérémonial précis, ou tout simplement de s'adonner à son plaisir inavoué pour évacuer le stress d'une journée éprouvante, passe avant toutes les considérations sociales, familiales, voire professionnelles. Ce type de comportement peut mener à la désocialisation, jusqu'à l'isolement. Le sentiment de solitude qui pousse à manger devient une solitude bien réelle. N'avez-vous jamais entendu, autour de vous : *« Hier soir, je me suis fait un plateau télé chez moi. Je préférais manger ma pizza et mes gâteaux relax plutôt que d'aller dîner dehors avec mes amis. »*

Le désir d'évitement et de restriction alimentaire et, donc, de contrôle, ampute la liberté sociale, que cela soit pour un dîner entre amis, un goûter chez mamie ou un déjeuner professionnel.

> *« Au moins, en restant chez moi, je pourrais contrôler ce que je mange ! »*

Poursuite de la consommation de la substance malgré les conséquences

L'utilisation de la substance est poursuivie malgré les conséquences physiques, psychologiques et sociales qu'elle provoque. Ces conséquences sont variées : prise de poids, troubles métaboliques ou troubles cardiovasculaires pour n'en citer que quelques-unes sur le plan physique. Socialement, la dépendance peut engendrer la solitude ou se manifester par la projection d'une identité de « petit » ou de « gros » mangeur.

- **Vous sentez-vous dépendant de l'alimentation en général ou d'un aliment en particulier ? À défaut, vous reconnaissez-vous dans un ou plusieurs de ces sept comportements ?**
- **Détournez-vous l'alimentation pour ne plus penser, anesthésier une douleur, éviter une souffrance ?**
- **Tentez d'observer ce qui vous fait manger lorsque vous détournez l'alimentation de sa fonction. N'avez-vous pas d'alternative pour trouver une paix intérieure ?**

Les troubles des conduites alimentaires (TCA)

Les alertes des médias au sujet des TCA sont de plus en plus nombreux. La recherche de la perfection et les exigences de performance encouragent un comportement global propice au développement de ces pathologies mentales. La population identifiée comme étant à risque manifeste ainsi des préoccupations excessives concernant le rapport entre le poids corporel d'une part et la performance et l'image du Corps d'autre part.

Les TCA sont des pathologies psychiatriques graves et mortelles ! Il existe autant de TCA différents que d'individus qui en sont atteints. Encore une fois, à chacun son histoire et son développement alimentaire.

Ces conduites alimentaires se différencient des attitudes habituellement adoptées par des individus placés dans un même environnement nutritionnel et socioculturel en ce qu'elles induisent des troubles d'ordre somatique (obésité, malnutrition, dénutrition) ou psychologique (désinsertion sociale, dépression, sentiment d'anormalité).

L'Organisation mondiale de la santé (OMS) a établi une classification internationale de ces maladies en distinguant deux syndromes spécifiques importants : l'anorexie mentale et la boulimie. On y rattache les troubles de restrictions et de boulimie non caractéristiques de l'anorexie mentale et de la boulimie, l'hyperphagie associée à des perturbations psychologiques, ainsi que les vomissements associés à des perturbations psychologiques.

Toute prescription d'un cadre alimentaire ou d'un régime amaigrissant ne fait qu'aggraver ces troubles. Favoriser la convivialité et le plaisir gastronomiques des repas est un bien meilleur antidote !

Suis-je anorexique ?

L'anorexie mentale se définit par le refus de maintenir son poids corporel à une valeur minimum normale (voir plus bas les paragraphes sur l'IMC). Ses symptômes sont la perte d'appétit, l'amaigrissement (au minimum de 15 % du poids normal pour l'âge et la taille) et l'aménorrhée (absence de règles). Ils sont le résultat d'une course à un poids idéal qui n'est jamais jugé suffisamment bas. C'est pourquoi l'anorexie mentale s'accompagne le plus souvent d'une surveillance obsessionnelle de son poids sur la balance ou d'une observation extrêmement rigoureuse de la forme de son Corps (concavité du ventre, largeur des cuisses, visibilité suffisante des os).

L'accès alimentaire et les comportements compensateurs (vomissements, recours à des laxatifs et à des diurétiques) permettent de distinguer deux formes de cette pathologie mentale : une forme restrictive, dans laquelle ces comportements sont absents, et une forme non restrictive où ils sont au contraire présents.

Sont associés à cette pathologie divers troubles du comportement et de l'affectivité : hyperactivité intellectuelle et motrice, désintérêt sexuel, pauvreté des contacts affectifs, troubles de l'humeur, troubles du sommeil, dépression, voire tentative de suicide[1]. Autres troubles fréquents : la modification de la perception de l'image du Corps (dysmorphophobie) et le déni des troubles.

Neuf anorexiques sur dix sont des femmes et le plus souvent la maladie se déclenche entre 15 à 24 ans. Deux pics sont

1. SANCHEZ-CARDENAS Michel, PARUIT PORTES Carole, « Troubles des conduites alimentaires et tentatives de suicide chez deux élèves danseuses », *Archives de pédiatrie*, 1996, n° 3, p. 51-54.

constatés à 14 et 18 ans. L'incidence en France est de 2 à 8 cas pour 100 000, soit environ 100 000 patientes. Taux de mortalité : 7 %, dont la moitié par suicide et l'autre moitié par dénutrition. Il existe de nombreuses rechutes et beaucoup d'anorexiques deviennent boulimiques.

Le comportement alimentaire spécifique de cette maladie se traduit ainsi :

- tri des aliments ;
- contrôle des quantités, rationnement avec une précision obsessionnelle (voir pesée systématique de toutes les denrées avant de les cuisiner) ;
- rituels de découpage en petits morceaux ;
- élimination de la moindre trace de gras ;
- durée du repas anormalement importante ;
- dissimulation des aliments non consommés.

Critères diagnostiques
de l'*anorexia nervosa*, DSM-IV
(critériologie américaine, 1995)

- refus de conserver un poids égal ou supérieur au poids minimum admis pour l'âge et la taille ;
- peur morbide de prendre du poids ou de devenir gros, même en étant très maigre ;
- perturbations dans la perception des formes corporelles et du poids, appréciation de soi indûment influencée par les formes et le poids du Corps, ou déni sur la dangerosité de la maigreur actuelle ;
- aménorrhée (absence de règles pendant au moins trois cycles consécutifs) chez les femmes pubères.

- **Présentez-vous l'une de ces caractéristiques ? Plusieurs ? Avez-vous déjà pensé que vous étiez anorexique ? Néanmoins, inutile**

de poser un diagnostic : seul un psychiatre peut diagnostiquer une anorexie mentale.

Suis-je boulimique ?

La boulimie ou *boulimia nervosa* est une pathologie mentale caractérisée par des épisodes d'ingestion rapide d'aliments à haute valeur calorique, appelés *crises de boulimie (binge eating)*, suivis de comportements compensatoires inappropriés (jeûne, exercice physique intense...) visant à se purger et à limiter la peur de la prise de poids. Ces crises ont lieu, le plus souvent, loin du regard des autres. Elles se manifestent par un accès brutal ou préparé à l'avance (« les crises préméditées » ou « fantasmées »), ayant pour but de procurer une jouissance et un oubli de soi par une sensation de remplissage.

Il existe deux formes de boulimie. La forme « avec vomissements » se distingue par un abus de laxatifs, de diurétiques ou de tout autre médicament faisant perdre du poids, et par des vomissements provoqués. La seconde forme est sans vomissement, sans prise de laxatif ni de diurétiques.

Ce type de pathologie dépasse largement le cadre alimentaire : la souffrance ne s'arrête pas au stade de l'obsession alimentaire et du combat face à une culpabilité galopante ou une sous-estimation de soi. Elle peut aller jusqu'à l'envahissement d'idées obsédantes (contamination, saleté) contre lesquelles une lutte maladive s'engage : apparaissent alors des vomissements de plus en plus répétés, destinés à laver son Corps, et divers TOC (troubles obsessionnels compulsifs) : lavage compulsif, vérification irrationnelle et répétée, rituels du repas...

D'autres troubles peuvent être associés à la boulimie : kleptomanie, vols alimentaires, trichotillomanie (arrachage compulsif des poils et cheveux), achats compulsifs pathologiques et autres addictions.

Quant aux complications, tout dépend de la forme de la boulimie. Elles vont des troubles gastro-intestinaux (dilatation gastrique, lithiase...) aux troubles gynécologiques (aménorrhée), en passant par des modifications de l'équilibre ionique (alcalose, hypochlorémie, hyperlipidémie).

Critères diagnostiques de la *boulimia nervosa*, DSM-IV

- épisodes répétés d'accès alimentaires caractérisés par le fait de manger dans un temps limité (environ 2 heures) une quantité d'aliments nettement supérieure à ce que la majorité des gens mangerait pendant cette même période. S'y associe un sentiment de perte de contrôle pendant ces épisodes, c'est-à-dire l'impression de ne pouvoir contrôler la nature ou la quantité de ce qu'on mange ;
- présence de comportements compensateurs destinés à éviter la prise de poids (vomissements, prise de laxatifs, de diurétiques, jeûne, exercice physique intensif) ;
- les accès alimentaires et les comportements compensateurs surviennent, en moyenne, au moins deux fois par semaine sur une période de trois mois ;
- l'appréciation de soi-même est indûment influencée par l'aspect physique et le poids ;
- ce trouble n'intervient pas dans le cadre d'une anorexie mentale.

Binge eating disorder

Survenue récurrente de fringales, ayant les mêmes caractéristiques que la boulimie, sans les stratégies de contrôle de poids (obésité).

Symptômes et registres psychologiques associés de l'anorexie mentale et de la boulimie

Symptômes	Registre
Anorexie mentale	
Anorexie	Comportement alimentaire
Refus du poids normal	Image de soi
Déni	Psychique
Aménorrhée	Endocrine
Boulimie	
Accès boulimique	Comportement alimentaire
Jeûne, hyperactivité	Comportement compensateur
Fréquence	Comportement alimentaire et compensateur
Appréciation de soi	Image de soi

CHAPITRE 4

Fatigue et comportement alimentaire

« Plus je suis fatigué, plus je stresse. »

> *« Lorsque je suis fatigué ou que j'ai un coup de mou, il m'arrive de prendre une madeleine au beurre avec mon café. »*

> > *« Sur les coups de 16 heures, j'ai eu un coup de barre et j'ai avalé un demi cookie avec mon café pour me requinquer. Le goût était très sucré et cela m'a écœuré. »*

Madeleine, cookie, chocolat... ce sont autant de madeleines proustiennes qui réconfortent et permettent de « repartir ».

Un « coup de barre » ? Un sucre et ça repart... ou pas

Le fameux « coup de barre », c'est ce manque de sommeil qu'exprime votre Corps, ce besoin soudain, non pas de manger, mais de dormir. Pourquoi, alors, votre premier réflexe est-il de rechercher une source d'énergie calorique ? C'est comme si vous demandiez à votre Corps de courir un marathon alors qu'il rêve d'un bon matelas. Un marathon, c'est ce que subit le Corps lorsque la réponse à sa fatigue se présente sous forme alimentaire. Car digérer lui coûte cher en énergie. Ainsi, au lieu de récupérer, il doit encore travailler. Résultat : à la suite de l'effet « coup de fouet », une somnolence encore plus intense qu'avant la prise alimentaire se fait ressentir.

Il est vrai, néanmoins, qu'il existe deux types de coup de barre : celui lié à la fatigue et celui lié à une hypoglycémie. Or, les symptômes sont presque identiques. En outre, la fausse croyance selon laquelle *« je dois manger pour tenir »* brouille également les cartes. Cela devient : *« pour tenir, je stocke donc je grossis ! »* Alors que le Corps lui, ne demandait qu'à dormir ! En ce sens, dormir fait maigrir.

- **Et vous ? Avez-vous des coups de barre ? Faites-vous la différence entre le manque de sommeil et l'hypoglycémie ?**

L'impact émotionnel de la fatigue

> *« En ce moment, je n'arrive pas à dormir. Dans la journée, je suis tellement fatigué que je ne me sens pas à la hauteur au travail. Aussi, je suis stressé et hypersensible. Pour tenir le coup, je mange. Résultat : je me sens moche et je grossis ».*

Volontaire ou non, une restriction de sommeil provoque non seulement une hypersensibilité émotionnelle (on se sent plus nerveux, plus à fleur de peau), laquelle stimule la recherche d'aliments réconfortants, mais également une réelle modification du métabolisme corporel. Le Corps a besoin de dormir : privé de sommeil, il compense. Il n'exprime qu'une demande : stocker !

Ainsi le manque de sommeil fragilise l'état psychique et accentue les grignotages, jusqu'à créer des compulsions alimentaires.

Dormir apaise non seulement la relation alimentaire mais également les émotions. Dormir, ça déstresse !

Manque de sommeil et prise de poids

Les troubles du sommeil sont le reflet de notre histoire de vie

Cette histoire est parfois chaotique, émaillée de problèmes de fond qui se résolvent au fur et à mesure. L'inconscient, qui se manifeste au fil des événements de la vie, joue son rôle dans cette résolution : il refait surface lorsque l'on commence à être prêt à affronter ses problèmes, lors d'un travail sur soi-même, quand on dort ou... quand on ne dort plus ! Les scénarii incessants de sa journée, inspirés d'une dispute par exemple, se réajustent par rapport à un idéal : *« Je me vois rêver lui répondre telle ou telle chose. »* Toutes ces stratégies relationnelles nocturnes sont souvent à l'image d'un trouble d'affirmation de soi : *« J'aurais du lui dire, mais je n'ai pas pu. »*

Est-ce que le manque de sommeil fait réellement grossir ?

De nombreuses études épidémiologiques et expérimentales de ces dernières années suggèrent qu'une durée de sommeil courte pourrait être un risque de prise de poids.

En France, 17 % des personnes âgées de 25 à 45 ans accumulent un manque de sommeil correspondant à une nuit par semaine, et 33 % des 18-55 ans dorment moins de 6 heures par nuit. Quand aux adolescents, 78 % d'entre eux dorment moins de 8 heures. Est-ce suffisant ?

Difficile à dire. Toujours est-il que de nombreuses études ont montré que les petits dormeurs prennent plus de poids que les gros dormeurs (entre 7 et 8 heures de sommeil par nuit). Statistiquement, si vous ne dormez pas plus de 5 heures en moyenne par nuit vous avez 35 % de risque de prendre 15 kg en 16 ans !

Les courbes tracent ainsi un « effet-dose » : moins on dort, plus on grossit... et plus on accroît le risque futur de maladies métaboliques ou cardiovasculaires, dépression, mal de tête, baisse de motivation, difficulté d'apprentissage et autres soucis professionnels.

Ce rapport entre prise de poids et manque de sommeil (insomnie), n'a rien à voir avec l'alimentation ou le manque d'exercice. Quand il est fatigué, le Corps s'économise et accroît ses réserves : il grossit.

D'un point de vue physiologique, la relation au sommeil est similaire à la relation alimentaire : le Corps exprime ses besoins propres.

- **Dormez-vous assez ? Savez-vous repérer les signaux de fatigue ?**
- **Êtes-vous en lutte contre votre sommeil ?**
- **Respectez-vous vos besoins de sommeil ?**

Comment les troubles du sommeil font-ils grossir ?

La prise de poids liée aux troubles du sommeil peut avoir plusieurs origines.

Troubles hormonaux

Deux hormones sont responsables de la faim et de la satiété : la leptine et la ghréline. Leur fonctionnement est perturbé par le manque de sommeil : ces signaux de prise alimentaires deviennent dysfonctionnels. Concrètement, nous mangeons plus longuement et plus souvent dans la journée.

Leptine, ghréline, deux antagonistes de la régulation de la prise alimentaire

La leptine

C'est une hormone sécrétée par le tissu adipeux qui porte le message de satiété. C'est l'hormone du « stop ». On la considère comme un marqueur de variation des stocks énergétiques. Son rôle apparaît dans les situations de carence énergétique. La leptine suscite une démotivation à continuer la prise alimentaire et augmente la dépense énergétique par l'intermédiaire de son interaction avec ses récepteurs spécifiques de l'hypothalamus.

Le taux de leptine est donc proportionnel au niveau de graisse corporelle mais également à d'autres facteurs :

- le statut hormonal : à adiposité égale, le taux de leptine est plus élevé chez la femme que chez l'homme ;
- l'apport alimentaire : la leptine diminue lors du jeûne et s'élève après le repas. Cette élévation est tardive, elle commence 4 à 5 heures après la prise alimentaire ;
- l'activité physique diminue également la leptine circulante.

La ghréline

La ghréline est une molécule sécrétée par l'estomac et le duodénum. Antagoniste de la leptine, elle augmente la prise alimentaire. Son taux augmente après un amaigrissement, permettant au Corps de retrouver son poids ou alors de stimuler la résistance à la perte pondérale.

Les troubles hormonaux ont également un impact sur l'insuline et le cortisol, qui jouent tous deux un rôle important dans la régulation des prises alimentaires. Le manque de sommeil provoque en effet une réduction de la sensibilité à l'insuline et engendre donc une prise de poids ! Quand au cortisol, il accroît l'appétit et favorise le développement du tissu graisseux au niveau abdominal.

Manger pour « tenir »

Les insomnies entraînent de la fatigue au cours des jours suivants. Pour récupérer de l'énergie, une envie de manger sans faim se déclare : la Tête propose de manger pour tenir le coup, mais n'écoute pas les besoins du Corps. Or, cette envie se confond facilement avec de la faim. Cette confusion engendre un excès alimentaire et donc une prise de poids. C'est en se fondant sur ce mécanisme que certains régimes amaigrissants prônent diverses méthodes pour aider à retrouver le sommeil.

Augmentation de la palatabilité des aliments gras

Les troubles du sommeil perturbent le fonctionnement général du Corps (le métabolisme) : la faim peut augmenter de 25 %

et la palatabilité (c'est-à-dire la sensation agréable lors de la consommation des aliments) de plus de 30 % pour les aliments gras et riches en glucides. Le Corps réclame des aliments gras parce qu'ils sont plus énergétiques.

Restriction alimentaire du jour

Les carences d'apport alimentaire de la journée se ressentent la nuit : le Corps réclame ses apports manquants. En effet, pendant le sommeil, il est le plus sûr d'être entendu :

> *« J'ai des creux d'estomac dans la nuit, donc je me lève pour grignoter. Ça peut m'arriver deux ou trois fois par nuit. À chaque fois, ça me réveille et ma qualité de sommeil s'en ressent : je dors mal et pas assez. »*

Le Corps, carencé, réclame la nuit des aliments à densité énergétique importante. Ces demandes du Corps, corrélées à des angoisses nocturnes, orientent vers des envies d'aliments pâteux aux fonctions « doudou », à effet calmant : gâteaux, chocolat, sandwich au fromage, etc.

Frustration alimentaire et obsession nocturne

La frustration empêche de dormir. Elle se transforme en obsession jusqu'à ce que le désir soit assouvi :

> *« Cela peut m'arriver de ne pas véritablement m'endormir, car je pense à ce que je voudrais manger dans la nuit. Quelque part dans ma tête, je me prépare à me réveiller dans la nuit pour grignoter. »*

Le meilleur régime minceur : un sommeil de qualité !

TROISIÈME PARTIE

Du Corps à l'assiette

CHAPITRE 1

Poids et image de soi

La minceur, condition du bonheur ?

« Ma vie commencera quand j'aurai perdu du poids. »

« Si je perds 5 kilos, je me sentirai mieux dans ma peau. Je serai plus sûr de moi. »

« Si je perds du poids, les autres m'aimeront plus. Je serai plus intelligent et je pourrai enfin faire tout ce que j'ai envie de faire. »

Le surpoids, parfois, c'est dans la Tête. Qu'il soit réel ou imaginaire, il est au cœur d'un désir de minceur devenu quasi épidémique aujourd'hui. Ainsi, une grande majorité d'entre nous n'est pas satisfaite de son Corps, son poids et sa silhouette. Comme si le bonheur se mesurait au chiffre qui s'affichait sur la balance... Pourquoi, dans ce cas, certains mannequins sont-elles tristes, malheureuses et complexées ? Pourquoi ceux ou celles qui semblent avoir tout pour être heureux ne le sont pas ?

Ce désir de minceur reflète un mal-être qui se cristallise sur la perception de son Corps. *« Être plus mince va apaiser mes souffrances »* est une pensée réflexe courante. Si l'amaigrissement était la clef du bonheur, cela se saurait ! En revanche, une chose est sûre : la recherche de solutions restrictives, clé magique, croit-on, de l'amaigrissement, renforce la souffrance et plonge celui qui y a recours dans le cercle infernal du yoyo.

Image sociale, esthétique du Corps

« Ma silhouette, mon apparence, mon poids montrent ma valeur. »

« Une fille plus fine a l'air plus intelligente ! »

Silhouette et valeurs de soi

Aujourd'hui, chez les adolescents de 15 ans, en France, 40 % des filles se trouvent grosses et 20 % des garçons se trouvent maigres. Plus de 30 % des femmes ayant un IMC (indice de masse corporelle) normal, ainsi que 15 % des femmes ayant un IMC inférieur à 22, ont suivi un régime amaigrissant[1].

Parmi ces personnes, nombreuses sont celles qui ont été contaminées par cette pensée tenace et insidieuse qui veut que notre physique reflète ce que nous sommes. Comme si l'on pouvait changer ses traits de caractère, sa personnalité, ses qualités et ses défauts en modifiant sa silhouette. Comme si l'on pouvait devenir plus intelligent, plus sympathique et plus généreux en perdant quelques kilos... Quel est donc ce lien mystérieux entre la fonte de masse organique et le développement de nos qualités personnelles ? Ne cherchez pas : il n'existe pas.

Cherchez mieux encore, et vous réaliserez qu'il est même possible de s'habiller en taille 42 tout en ayant confiance en soi. Et, inversement, de rentrer dans un jean 38 tout en étant mal dans sa peau. La souffrance, la sous estimation de soi sont des symptômes liés à notre histoire de vie et n'ont rien à voir avec le nombre de nos kilos.

Tout cela, au fond de vous, vous le savez déjà. Seulement, certains d'entre vous pensez encore que la silhouette d'une personne peut duper son entourage. *« Je suis malheureuse, mais comme je suis mince, la personne en face de moi ne le sait pas. »* C'est, encore

1. Selon l'AFSSA, « Deuxième étude individuelle nationale des consommations alimentaires, 2006-2007 (INCA 2) », septembre 2009, http://www.afssa.fr/Documents/PASER-Ra-INCA2.pdf.

une fois, se tromper lourdement. Si tant est que la duperie était possible, ce serait oublier que la personne réceptrice de cette image est elle-même le produit de son histoire, avec ses propres critères de jugement. Une grande blonde filiforme ? Pour les uns, une fille glamour et dynamique, pour les autres, une gentille fille fadasse à la tête vide !

- **Avez-vous déjà atteint le poids souhaité ? Si oui, essayez de vous rappeler : une fois passée la phase euphorique de la perte de poids, une fois que votre poids s'était stabilisé, mettons un bon mois après l'arrêt de votre régime, étiez-vous plus heureux(se) ? Votre nouvelle silhouette a-t-elle changé la façon dont vous étiez perçu(e) ?**

Silhouette et inconscient social

L'inconscient social produit des associations d'idées qui modifient la perception émotionnelle de notre entourage.

Sucré = amour des parents = sujet gentil

Comme nous l'avons déjà vu au début de ce livre, le sucré est la première saveur connue et reconnue par le nourrisson. Le lait maternel, ou le lait maternisé, pose ainsi la première pierre de l'apprentissage relationnel affectif. Car le nourrisson dépend de l'amour de ses parents nourriciers pour survivre. En grandissant, l'enfant associe ensuite le dessert, dont la saveur sucrée lui est la plus naturelle et lui procure donc le plus de plaisir, à une forme de récompense. « *Si tu es sage, tu auras du gâteau* » ou « *si tu finis ton assiette, tu auras du dessert* ».

Ce conditionnement suggère chez l'adulte une idée inconsciente qui produit le raccourci suivant : *sucré = amour des parents = sujet gentil*. De la même façon, on a tendance à considérer une personne qui mange bien comme une personne qui ne pose pas de problème. C'est l'image, notamment, du « bon gros » : bon mangeur, donc pas compliqué, bon vivant, gentil, rigolo et forcément sympathique !

La femme forte rassure

Ce genre de conditionnement se décline également en fonction du sexe. Ainsi, une femme au ventre arrondi et à l'implantation mammaire généreuse, souvent, rassure et inspire confiance.

Cette association d'idées passe par la représentation des formes d'une femme enceinte. Une femme forte, dans l'esprit de beaucoup, a donc une prédisposition naturelle au maternage.

Miroir émotionnel

> *« Il y a des jours où je me trouve belle et d'autres ou je me trouve moche. Pourtant, je n'ai pas pris de poids ! »*

L'état d'humeur modifie la perception de son image. *« Je me sens mal, je ne m'aime pas, je me sens moche. »* Ces « lunettes émotionnelles » que nous enfilons tous, malgré nous, chaque jour en nous levant, ont le pouvoir de modifier les contours de notre reflet. Les jours « sans », la glace, tel un miroir de cirque, nous renvoie une image déformée, négative. Les jours « avec », elle enjolive nos traits. Le tout à notre insu, car ces lunettes émotionnelles sont moulées (conditionnées) par notre inconscient culturel et éducatif.

Le Corps, reflet de notre histoire individuelle

Voici l'histoire d'une de mes patientes :

> *« Il était une fois, une toute petite fille qui grandissait dans un endroit très sombre : le ventre de sa maman qui ne l'aimait pas. Sa maman n'était pas prête, dans sa tête, à avoir un bébé. Elle l'appelait le "parasite". Ce parasite allait s'immiscer dans sa vie très égoïste. Son mari, lui, était heureux à l'idée d'être papa. Rejetant cette grossesse et le bébé à venir, la maman s'est mise à avoir des vomissements incoercibles.*
>
> *L'arrivée de la petite fille fut difficile et laborieuse. La sage-femme, avant d'examiner la maman, avait d'ailleurs fait une piqûre pour arrêter la naissance : la maman était trop maigre et le bébé, trop petit. Mais je suis née quand même, je faisais 48 cm et 2,5 kg et je pleurais tout le temps.*
>
> *Maman m'a nourrie au sein, mais je continuais de pleurer. J'ai pleuré (paraît-il) toute ma première année. J'ai fait des crises d'eczéma géant dans les oreilles. À l'âge d'1 an, un des grands pédiatres de l'époque a décidé, après m'avoir examiné sous toutes les coutures, que j'allais très bien... puisque j'avais pleuré 25 minutes sur les 27 de la consultation. Je*

pesais 7 kg. Il m'a remise entre les mains de ma mère qui voulait que je reste à l'hôpital. Elle ne voulait plus me voir. Dommage, la faculté en a décidé autrement.
Plus tard, je suis devenue "l'aînée". Maman m'a chargé de responsabilités envers ma fratrie. J'ai accepté ces responsabilités car je pensais qu'en "faisant tout bien comme maman le souhaitait", peut-être qu'elle allait m'aimer un peu. Jamais un baiser, jamais une caresse, jamais un geste ni une parole de tendresse. En revanche, il fallait toujours être impeccable. Comme une poupée sortant d'une boîte. Si on s'écorchait le genou en tombant de vélo, elle nous grondait. Il ne fallait pas la déranger, pas perturber sa routine, ses lectures, son sommeil...
Nous n'avions pas de porte de sortie. Nous devions être parfaites, bonnes élèves, habillées de la même façon, calmes. Et, surtout, obéir au doigt et à l'œil, ne pas se révolter ni se rebeller, sans quoi nous étions punies. Et alors, on avait presque l'impression qu'elle nous trouvait acceptables. Jamais un compliment, jamais un encouragement. Nous étions "les enfants", une entité qui n'existait que pour être exhibée au salon devant les amis. Nous étions ravissantes mais jamais *on ne nous l'a dit. Le plus grand compliment, c'était : "tiens, tu n'es pas trop moche aujourd'hui." En famille, on pratiquait le "qui aime bien charrie bien !" J'avais, paraît-il, toujours faim et peur qu'il ne reste rien dans le plat quand il me parviendrait.*
À 10 ans, quand je suis entrée en 6e, je pesais 23 kg. Avec la puberté, j'ai pris 20 kg en un an. Maman s'est mise à surveiller mon poids avec une obsession frisant l'hystérie. Je me suis mariée jeune pour fuir les responsabilités qu'elle n'avait cessé d'accumuler sur mes épaules. Je pesais 46 kg pour 1,53 m.
Denis est né un an après. Quand je suis rentrée de la maternité, je pesais 52 kg. Six mois plus tard, j'en pesais 56.
Depuis mon poids n'a cessé de faire le yoyo. Je perdais du poids, mais j'en regagnais à chaque fois un peu plus. Après la naissance de mon troisième enfant, je pesais 58 kg. Je me suis longtemps "stabilisée" à 65. Puis je suis descendue à 61 en 2007, remontée à 75 ensuite et redescendue à nouveau à 64 en 2009 après deux "vrais" régimes avec des docteurs. Aujourd'hui, j'en fais 76.
J'ai longtemps eu l'impression d'avoir en permanence l'œil maternel fixé sur chacune de mes bouchées. J'ai compris que ma mère était un cas désespéré et que jamais *je n'arriverais ni*

à la satisfaire ni à gagner son amour. Je dirais que j'ai laissé tomber.
J'ai du mal à ne plus être la petite fille perdue qui pleurait dans le noir et qui avait tout le temps faim. Je sais que pour moi, le regard des autres a de l'importance et, en même temps, j'y pense de moins en moins depuis que j'ai été malade il y a 16 mois.
Bref, je suis toujours la petite fille perdue d'il y a 53 ans. Une petite fille de 76 kg. »

Aujourd'hui, cette patiente perd du poids, continue à apprendre à s'aimer, à découvrir aussi bien ses plaisirs de vie que ses plaisirs alimentaires.

- **Vous reconnaissez-vous ? Retrouvez-vous dans votre propre parcours des points communs avec l'histoire de cette patiente ?**

Je vous propose une analyse succincte du cas de cette patiente.

Parole de psy

La petite fille ne s'est jamais sentie aimée par sa mère. Déjà, le milieu intra-utérin dans lequel elle baigne est peu accueillant et froid. Elle ne s'y développe pas, reste minuscule. Mais peut-être perçoit-elle cependant l'amour de son père. Cela l'empêche de sombrer tout à fait dans le néant, et lui donne sans doute envie de vivre tout de même, de naître.

Le rejet maternel primordial l'amène à rester fixée à la matrice maternelle, au stade oral. Elle ne peut vivre l'assimilation fusionnelle avec sa mère, qui lui permettrait de dépasser ses peurs, qui sont celles du premier âge : la peur d'être abandonnée, la peur de ne pas être protégée. Elle s'accroche donc comme elle peut, et les pleurs de la première année montrent son inconfort permanent, sur le fil du rasoir. Vais-je être acceptée ? Vais-je être abandonnée ? L'épisode du pédiatre en est une illustration : même le pédiatre ne veut pas d'elle !

La fusion avec la mère n'ayant pas eu lieu, elle ne peut s'en détacher. Elle l'espère toujours, elle la souhaite encore, secrètement. Il ne reste plus qu'à devenir une petite fille modèle, un masque, et de plus à porter les responsabilités que la mère lui délègue. Elle adopte un comportement de soumission totale à sa mère qui reste toute-puissante à ses yeux, par crainte d'être rejetée encore, par désir de rester dans cette fusion-froideur avec elle.

Manger, ne pas manger, prendre du poids, perdre du poids : c'est le seul lien avec sa mère. En se focalisant sur la sphère orale, elle reproduit sans cesse le désir d'être aimée, regardée, considérée, bref assimilée par cette mère indifférente.

Or, se détacher de la matrice maternelle supposerait de refuser l'assimilation inconditionnelle à la mère, ce que précisément elle ne peut pas faire. Elle désire très fortement, au contraire, et inconsciemment, cette assimilation.

Parfois, la mère qui n'aime pas est aussi dévorante que celle qui étouffe son enfant sous l'amour hyperprotecteur. Dans les deux cas, ce qui est demandé implicitement à l'enfant est de s'oublier, de ne pas exister pour lui, d'être juste un réceptacle d'amour ou de désamour.

Aujourd'hui, elle sait, raisonnablement, consciemment, qu'elle doit « laisser tomber » sa mère, donc l'abandonner. Mais sur un plan plus profond, sur le plan des enjeux inconscients, des désirs et des peurs enfouis, le lien à sa mère est fait d'un attachement viscéral : elle ne peut pas abandonner sa mère, celle qu'elle a intériorisée une fois pour toutes.

Un travail sur les deux plans : conscient et inconscient, lui permettra de gagner en autonomie par rapport à ce lien névrotique[1].

La somatisation : une expression corporelle

Nourrisson, cette patiente se sentait rejetée, pas aimée. Sa peur de ne pas être alimentée s'est exprimée par la seule expression possible d'un nourrisson : les pleurs. Incapable autrement de retenir l'amour et l'attention de l'adulte nourricier, le Corps tout entier a essayé d'exprimer son malaise, ses manques : il a somatisé.

Se nier pour exister aux yeux de l'autre

Pour être aimé, nourri, chouchouté, l'enfant, puis l'adulte qu'il devient, essaie d'être conforme au souhait de l'autre. Il conditionne ainsi le refoulement de ses émotions, de ses sentiments et de ses besoins, en élaborant une stratégie de contrôle et d'évitement.

1. Je remercie Geneviève Abrial, psychanalyste active, auteure de *Enfin moi*, PUF, 2011, pour l'étude du cas de cette patiente.

Cela donne le schéma suivant : *bonheur = amour de maman = être conforme à ses exigences = être quelqu'un de bien = se contrôler.* Schéma qui pourrait être résumé ainsi : *bonheur = contrôle.*

Là où les choses se compliquent, c'est que ce schéma porte en lui les prémices d'un autre schéma infernal : *ne pas être assez bien = nier ses émotions, ses sensations = oublier son Corps = dérèglement du Corps = grossir = ne pas être assez bien = nier ses émotions = oublie de soi et de son Corps = grossir...* et ainsi de suite !

Conséquence de cette spirale sans fin : on prend du poids !

Ce gros Corps qui nous protège...

> *« Je ressens une ambivalence avec mon corps. J'aimerais à la fois redevenir la très jolie jeune fille que j'étais, même avec des rides, et en même temps, je me réfugie dans mon surpoids comme dans une carapace qui me protègerait des autres. »*

Le paradoxe : le Corps grossit parce que la Tête en a besoin... à son insu ! Le Corps devient ainsi une carapace sociale et affective, et la nourriture devient source d'amour et d'affection : une sorte de sexe alimentaire !

Plutôt que de s'efforcer à restreindre son Corps, il est préférable de commencer par regarder au-delà de son assiette. Tant que le Corps exprimera son volume d'existence, qu'il se protègera de la souffrance et compensera les manques de reconnaissance et d'amour, véritables marqueurs d'identité, il résistera à la perte de poids.

Il en va de même pour certains traumatismes physiques : pour ne plus être agressé, le Corps grossit ou maigrit pour effacer les signes extérieurs de sexualité et d'attraction. Une façon de rassurer la Tête en lui donnant l'illusion que plus rien ne lui arrivera.

Enfin, la corpulence traduit une autre expression corporelle : le volume d'un Corps prend la place sociale qu'il est difficile d'imposer par sa seule existence. D'une certaine façon, il semble plus simple de paraître fort, sûr de soi et dominant si « on en impose ! » dans l'espace.

Poids et silhouette

Le poids de Corps, un poids idéal ?

Tout dépend de ce que l'ont met derrière le terme « idéal ». Il y a d'une part, le poids idéal auquel on aspire, un poids fantasmé, aboutissement rêvé de son désir de minceur : un poids idéalisé, pour être plus précis, qui n'est que le fruit d'un conditionnement généré par la négation de soi. Et puis il y a, d'autre part, le poids véritablement idéal, conditionné par la cartographie génétique et environnementale de chacun, réellement adapté au Corps et à ses besoins physiologiques. Le premier est un poids de Tête. Le deuxième est ce qu'on appelle le poids de Corps.

Ce poids de Corps permet au Corps, donc, de maintenir son poids et sa masse grasse (réserves énergétiques) à un chiffre à peu près constant. Le système physiologique garantit, de fait, un équilibre entre les entrées (nourriture) et les sorties (énergie et déchets) qui permet à l'organisme de conserver son poids de Corps. Ce dernier fait office de valeur consigne à laquelle un ensemble de mécanismes régulateurs maintient ces réserves énergétiques. C'est donc une sorte de niveau autour duquel le poids oscille à court terme (de quelques heures à quelques semaines).

Évidemment, cet équilibre dépend d'événements externes (nutritionnels et sociaux) ou internes (fluctuations des dépenses adaptatives). Aussi, pas de panique : en cas de repas très copieux, le Corps se redirige ensuite naturellement vers son poids, en envoyant des réponses correctrices réflexes comme la faim, la satiété ou l'envie d'un aliment spécifique. Et ce sans qu'aucune restriction ne soit nécessaire : il est programmé pour ça !

À poids similaire, formes différentes

Problème de poids ou problème de formes ? Gare à ne pas se tromper de cible ! Le plus souvent, ce n'est pas changer deux chiffres sur la balance que l'on désire, mais « retrouver la ligne ». Or, le poids ne reflète que partiellement la morphologie.

« J'ai deux amies qui ont constaté qu'elles faisaient la même taille et le même poids. Un jour, l'une a ramené à l'autre des vêtements qu'elle ne mettait plus. Et ô ! Surprise ! Elles se sont rendu compte que l'une s'habillait en 38 alors que l'autre mettait du 40 ! »

C'est l'histoire du kilo de plomb et du kilo de plume : les deux ont le même poids, mais pas le même volume. Une personne peut être maigre, musclée et peser exactement le même poids qu'une personne « grasse ». La graisse (ou tissu adipeux) pèse en effet moins lourd que le muscle. De ce fait, une personne dont la masse musculaire est plus importante peut peser plus lourd qu'une personne de même corpulence.

- **Interrogez-vous sur votre désir de régime : voulez-vous peser moins lourd ou simplement changer de formes ? Dites-vous bien que perdre du poids n'embellira pas forcément vos formes ! Selon l'objectif que vous visez, il conviendra d'adopter des stratégies différentes.**

Corps et déterminisme génétique

Le poids et la silhouette sont influencés par un déterminisme génétique. Ainsi, nous aurons souvent tendance à ressembler à nos parents. Notre bagage génétique nous dote à la naissance d'une balance pondérale dont l'équilibre est propre à chacun. Les individus qui naissent avec des épaules larges et une carrure imposante n'auront jamais la même silhouette que s'ils étaient nés avec une silhouette plus fine. Cette grande loterie nous met tous à inégalité. Certaines personnes sont nées pour être maigres et d'autres sont nées pour être plus en formes. C'est comme pour la couleur des yeux ou des cheveux : nous ne pouvons rien y changer !

Comment mesure-t-on le poids ?

Le poids en soi ne signifie rien de particulier. On ne peut pas comparer une fille de 1,60 m et 50 kg avec un homme de 1,70 m et 70 kg. Aussi, se contenter de la simple mesure en kilogrammes pour juger de la ligne ne suffit pas. Pour cela, il existe différentes méthodes d'évaluation : l'IMC, la mesure du tour de taille et l'IMG.

L'indice de masse corporelle (IMC)

L'IMC (indice de masse corporelle), ou BMI *(body mass index)*, met en corrélation le poids et la taille. Il définit le rapport poids/taille de la façon suivante :

$$IMC = \frac{poids\ (kg)}{taille\ (m)\ au\ carré}$$

Des enquêtes épidémiologiques de l'INSERM ont montré que 80 % des français ont un IMC qui se situe entre 19 et 24. Il en a été déduit qu'un bon rapport poids/taille devait se situer dans cette tranche. Au-dessus de 30, on parle d'obésité. Entre 25 et 30, il s'agit d'une surcharge pondérale. En dessous de 17,5 cela peut être considéré, comme c'est le cas dans la dixième classification internationale des maladies, comme un critère d'anorexie. Mais ces valeurs ne sont que des repères. Ce n'est pas parce que l'on a un IMC de 16 ou de 27 que l'on est malade !

La mesure du tour de taille

Au-dessus de 102 cm pour les hommes et de 88 cm pour les femmes, on parle de surpoids.

L'indice de masse grasse (IMG)

L'IMG exprime la proportion de masse adipeuse chez l'adulte. Ce pourcentage est calculé selon différentes méthodes : des formules mathématiques prenant en compte l'âge, le sexe et l'IMC, et une balance à impédancemétrie (par conduction électrique) qui mesure la densité de la graisse.

En revanche, aucune méthode scientifique ne calcule le poids idéal lorsque l'on a une sensation de mal-être, que l'on se sent gras ou gros. Avoir un poids dans les « normes » n'empêche pas de se s'estimer en surpoids.

La balance, un objet de dépendance ?

Le poids « stable »

Un poids « stable », à l'échelle du Corps, signifie que le poids fluctue entre + 1 kg et – 1 kg. Ces fluctuations sont variables suivant les individus.

Le poids ne répond pas à une logique mathématique calorique, mais à une loi organique, laquelle repose sur un système d'économie, de dépense et de résistance à la perte de poids qui lui est propre. Il existe plus d'une centaine de facteurs qui jouent sur le poids. Par exemple, certaines femmes prennent plus de poids que d'autres pendant la menstruation à cause d'une rétention d'eau hormono-dépendante. Il diminuera ensuite physiologiquement. Le poids varie d'ailleurs d'une heure à l'autre et d'un jour à l'autre.

Il est donc inutile de se peser plus d'une fois par semaine. Ce qui compte, c'est le profil global. Inutile de se faire du mal en constatant que l'on a pris un kilo en trois jours, puisqu'on le perdra naturellement dans les jours suivants.

La meilleure évaluation de votre Corps est sensorielle. Pour réapprendre à vous ressentir, essayez de ne pas abuser du supplice de la balance. Vous avez tendance à le vivre comme un verdict sans appel alors qu'il faut en replacer le résultat dans une évolution à plus long terme. Référez-vous plutôt aux sensations de votre Corps dans vos vêtements. Apres tout, c'est lui qui vous accompagne partout tous les jours, pas votre balance !

La pesée, une sentence de justice

Coupable ! Le poids qui s'affiche sur la balance vous condamne et augmente votre angoisse : c'est l'effet « martinet ». Conséquence : « *foutu pour foutu, je me lâche !* »

Blanchi et libéré ! Le poids qui s'affiche équivaut à une victoire : c'est l'effet médaille... dont le revers ne tarde pas à se faire sentir. Galvanisé par la notion de « réussite », on se relâche peu à peu et l'ancien comportement alimentaire réapparaît : « *je peux profiter, puisque j'ai perdu du* poids. » Conséquence immédiate : la reprise de poids !

De façon générale, le simple fait de se peser trop régulièrement entretient l'idée d'un poids idéal et amplifie les fausses croyances alimentaires.

- Vous est-il arrivé d'avoir visiblement perdu du poids sur la balance alors que vous aviez l'impression d'avoir mangé de façon « déraisonnable » la veille ?
- À l'inverse, vous est-il arrivé de prendre du poids, alors que vous imposiez à votre Corps une privation draconienne ?

CHAPITRE 2

Pourquoi le Corps grossit ?

Quand la Tête fait grossir le Corps

L'oubli de soi

Parce que l'on s'oublie et que l'on veut oublier : oublier de s'écouter, que l'on a de la valeur et que l'on a droit au plaisir. En voulant éviter de penser, on pense trop ce que l'on mange. On ne sait plus distinguer la faim de l'envie de manger. Les sensations corporelles régulatrices de notre comportement alimentaire sont inhibées. À force, on ne ressent plus. Alors on oublie de s'arrêter de manger. La machine est déréglée.

Quand on mange sans faim et qu'on ne s'arrête pas à satiété, les apports alimentaires dépassent les besoins qualitatifs et quantitatifs du Corps. Cet excès engendre le surpoids.

Quand la restriction engendre le... stockage

L'organisme humain est une maison à entretenir et à réparer continuellement. Il a besoin de briques (acides aminés issus des protéines et acides gras essentiels) pour créer les murs (cheveux, hormones, tissus musculaire), d'ouvriers (l'énergie calorique apportée par les glucides et les lipides) et d'outils de construction (vitamines, minéraux et eau). Quand les matières premières, les ouvriers ou les outils font défaut, le Corps, au chômage technique, stocke en attendant de pouvoir poursuivre le chantier. Et il stocke sous la forme la plus économique : le tissu adipeux. Pire : à chaque prise alimentaire, il en demande encore plus, de façon à multiplier ses chances d'obtenir enfin l'aliment qui lui fournira le nutriment manquant. Résultat : on mange trop, en quantité, en calories, en énergie, et on grossit.

Comment la Tête dérègle-t-elle le comportement alimentaire ?

Ce dérèglement du comportement alimentaire est provoqué par une somme d'interférences psychiques : le conditionnement restrictif, les idées automatiques, les émotions et la souffrance stimulent un comportement compensatoire ou ritualisé, développé tout au long de l'histoire de l'individu. Ce comportement se manifeste par des réflexes « rassurants ». On ne mange plus parce qu'on a faim, mais pour répondre à un besoin de la Tête.

Ainsi, on ne mange plus pour se nourrir avec plaisir mais pour ravaler son mal-être !

- **Pourquoi mangez-vous ? Parce qu'on vous le propose ? Parce que vous vous ennuyez ? Parce que vous avez peur de manquer ? Parce qu'il faut tenir ? Parce que c'est « bien » de manger une salade avec son steak ?**

Les plaisirs non acceptés

Il arrive que l'on ne ressente plus les sensations de faim et de rassasiement. Manque de concentration lors des repas, diktat de croyances diététiques erronées, mauvaise écoute de son Corps, résolution de tensions dans le grignotage et la compulsion : quelle que soit la raison, une sorte de pathologie du plaisir s'amorce. En effet, un aliment est rassasiant s'il réconforte à la fois le Corps et l'esprit. Or les obligations alimentaires et le contrôle des apports négligent l'identité du mangeur. Une fausse croyance persiste : le « bien manger » s'oppose au plaisir. Voilà pourquoi après un dîner équilibré, on se lève parfois de table avec une sensation de manque : le Corps est rassasié mais pas la Tête !

Pas évident, dans ces conditions, de retrouver des sensations de faim ou d'accepter le plaisir alimentaire.

Quand le Corps fait grossir

Stress et prise de poids

Qu'est-ce que le stress ?

Il définit la réponse du Corps à un danger. Si un lion vous court après, une sensation de stress apparaît et vous sécrétez de l'adrénaline : vous pouvez de ce fait réagir et courir plus vite ! Le stress interagit entre la Tête et le Corps pour vous sauver.

Cette réaction face au danger se décline en trois étapes. La première est une réaction réflexe, rapide, qui fait suite au ressenti. La deuxième est une sécrétion de molécules (catécholamines) qui fait persister le stress. La troisième est l'épuisement qui se fait ressentir. Si le stress demeure, des lésions apparaissent. Elles pourront ensuite être réparées, mais pas toujours.

L'intensité du stress

La perception de l'intensité de stress dépend de la personnalité et de l'histoire de vie de chacun. Une conviction du type *« Je sais que je vais m'en sortir »* traduit une estime de soi et une confiance dans la résolution du problème qui vont minimiser le stress. Au contraire, la pensée automatique *« Je n'y arriverai jamais »* est synonyme d'un désespoir lié à une sous estimation éventuelle de ses capacités, ce qui provoque un stress intense.

Le stress peut également avoir un effet dopant. Vécu comme une excitation, il est alors source de plaisir.

Stress et comportement alimentaire

Un stress répété influence la prise alimentaire soit en augmentant l'« envie de manger sans faim » (désir irrépressible d'aliments réconfortants), soit par un effet anorexigène (perte d'appétit).

Ce phénomène découle d'une stratégie consciente d'apaisement des douleurs ressenties. La production de cet effet « morphinique » est acquise lors de son apprentissage psychoaffectif.

> *« Quand j'étais enfant et que je pleurais parce que j'avais fait un cauchemar, ma mère me réconfortait avec un chocolat chaud »*

ou encore

> *« quand j'ai mal au dos, je mange du chocolat et ça passe. »*

Lors d'un stress organique, la Tête peut réagir par l'augmentation de l'appétit ou inversement : « *je n'ai pas faim, je suis malade* » ou « *je me sens mal, il faut que je mange* ».

Maladie et prise de poids

L'eau du Corps

L'eau constitue entre 55 et 64 % du poids total du corps humain. Autrement dit, une femme de 40 ans pesant 55 kg contient 30 kg d'eau. Les trois cinquièmes de ce liquide rentrent dans la composition des tissus et les deux cinquièmes restants circulent entre les tissus, dans l'ensemble du Corps et dans la circulation sanguine.

La rétention d'eau s'opère quel que soit l'état pondéral : en état de dénutrition, à poids normal ou en surpoids.

La rétention d'eau

Ce phénomène définit un excès d'eau stagnante entres les cellules. La rétention peut être responsable d'une prise de poids de 4 à 7 kg en moyenne. Ce poids supplémentaire sur la balance ne traduit donc pas une prise de tissu graisseux ou musculaire. Le Corps ne grossit pas, il prend l'eau ! Néanmoins, le poids supplémentaire est le plus souvent accompagné de gonflements, d'une sensation d'inconfort et d'un surpoids responsable de douleurs articulaires ou autres.

Quels symptômes ?

Typiquement, on constate un gonflement au niveau :

- des paupières et du visage en vous réveillant le matin ;
- des doigts, au point que vous devez retirer vos bagues devenues trop serrées (l'effet « gros doigt ») ;
- des pieds, des chevilles ou du bassin.

La sensation de lourdeur qui accompagne ce gonflement est plus importante en cas de chaleur, de longs trajets en avion, de station debout prolongée et, pour les femmes, avant les menstruations.

- **Et vous, souffrez-vous d'au moins l'un de ces symptômes ?**

Quelles causes ?

Tout comme le développement d'un œdème, la rétention d'eau peut être liée à une insuffisance veineuse, rénale ou hépatique, à un déséquilibre hormonal, à une intolérance alimentaire, à un excès ou à une carence de protéines dans le secteur veineux. Elle peut être également provoquée par un état de dénutrition.

Rétention et prise de poids

La rétention d'eau peut être en partie responsable d'une prise de quelques kilos et d'un inconfort de vie. Néanmoins, elle est rarement la seule cause d'un surpoids. En consultation, j'ai souvent constaté que mes patients se cachaient derrière ce phénomène dans le but de limiter la confrontation avec leur réelle souffrance. En revanche, la rétention d'eau n'est pas le symptôme d'une relation alimentaire douloureuse ou addictive.

Médicaments et prise de poids

La prise de poids liée aux traitements médicamenteux est appelée prise de poids iatrogène. Elle peut être la conséquence de différents effets secondaires du traitement, lesquels modifient le comportement alimentaire de façon consciente ou inconsciente. Les symptômes de ces effets sont les suivants : modification des métabolismes énergétiques du Corps (diminution des dépenses), stimulation de l'appétit ou de la métabolisation du tissu adipeux (entraînant une croissance de la graisse corporelle), rétention d'eau, sensation d'avoir une bouche pâteuse, altération de la perception des saveurs… Tous ces symptômes peuvent entraîner une prise de 6 à 10 kg, voire plus.

Les médicaments psychoactifs

Ces médicaments sont prescrits pour diminuer ou traiter les souffrances d'ordre psychique : angoisse, anxiété, dépression, bipolarité, ainsi que certains troubles des conduites alimentaires.

Certains antipsychotiques et antidépresseurs donnent une impression de sécheresse de la bouche qui stimule l'appétit et la soif. La Tête réclamant plus que d'habitude, les apports excèdent les besoins du Corps et le poids augmente.

La prise de poids est d'ailleurs une raison régulièrement invoquée par le patient pour arrêter son traitement. Or, sans traitement et thérapie associée, il est difficile de calmer la souffrance psychique qui a justifié le traitement. Celui-ci peut alors être remplacé par une prise alimentaire calmante. Les aliments réconfortants remplacent donc les pilules apaisantes et… la prise de poids continue !

A contrario, les « inhibiteurs de la recapture de la sérotonine », font perdre du poids à court terme. Mais les kilos perdus (rarement plus de 2 ou 3) sont très rapidement repris, et ce avant même l'arrêt du traitement.

Autres traitements

Certains antidiabétiques oraux, de type insuline ou sulfamides, sont souvent associés à une prise de poids supérieure à 5 kg dans les 3 à 12 premiers mois du traitement. Ces médicaments limitent la mobilisation des graisses stockées et provoquent une rétention d'eau.

Les hypotenseurs (propranolol et clonitidine) diminuent les dépenses de base de l'organisme ainsi que les dépenses liées à la thermorégulation, au stress et à l'exercice. En cas d'absence d'adaptation du comportement alimentaire, il y a un risque de modification pondérale.

Les antihistaminiques et antimigraineux induisent, par une augmentation de l'appétit, une prise de poids dite « dose dépendante » : le dosage du médicament est proportionnel à la prise de poids.

Les anti-inflammatoires non stéroïdiens (AINS) et les corticoïdes peuvent être à l'origine d'œdème et stimulent la prise alimentaire.

Les œstroprogestatifs, (œstrogènes et progestérone), utilisés le plus souvent à des fins de contraception, à forte dose, modifient l'appétit et entraînent une hypersensibilité émotionnelle qui favorise une prise de poids. Ce même phénomène peut intervenir de façon naturelle avant l'arrivée des menstruations.

Les anticancéreux et antirétroviraux, prescrits lors des chimiothérapies, des hormonothérapies et dans le traitement du VIH, entraînent respectivement une prise de poids et un développement de tissus graisseux (adipeux) au niveau du tronc.

Alors que faire ?

Toutes ces prises de poids sont réversibles. Elles peuvent être évitées ou limitées par un suivi comportemental alimentaire. Pris en charge dès le début du traitement, ce type de suivi prévient les modifications de la régulation du comportement et limite ainsi la prise de poids. Voilà pourquoi, avant de penser à arrêter le traitement pour une raison pondérale, il est préférable d'y associer un suivi adapté.

Aucun aliment ne fait grossir

> *« Il y a des aliments qui font grossir, comme les aliments gras et sucrés. C'est sûr que si je mange des gâteaux, je vais grossir directement ! »*

Faux ! Aucun aliment ne fait grossir. Il est possible de maigrir en mangeant des gâteaux et de grossir avec de la ratatouille. Ce ne sont pas les aliments qui font grossir, mais un comportement alimentaire. Si on mange plus que ses besoins de Corps, on grossit. De même, si on s'écoute et que les apports correspondent aux besoins, on maigrit et on retrouve son poids de Corps.

CHAPITRE 3

Le Corps et l'activité physique

Le sport peut-il faire grossir ?

Comme toujours, le trop est l'ennemi du bien ! Alors, sachez-le, vous qui avez décidé de vous mettre au jogging pour maigrir : oui, le sport peut faire grossir

Des chercheurs ont étudié l'influence de l'activité physique de loisir sur le poids d'une population d'hommes et de femmes, en fonction de l'intensité de leur pratique[1]. Apres une observation de 11 ans, leur étude a démontré que l'augmentation de l'IMC (indice de masse corporelle) était plus forte chez les sujets ayant une activité physique de loisir faible ou élevée que chez ceux dont la pratique était modérée.

Il n'y a donc pas d'effet dose : la croyance selon laquelle « plus on fait du sport plus on maigrit » est fausse ! Encore une fois, la solution est dans la modération.

1. W.B. Drøyvold, J. Holmen, K. Midthjell, S. Lydersen, « BMI changes and leisure time physical activity (LTPA) : an 11-year follow-up study in apparently healthy men aged 20-69 years with normal weight at baseline », *International Journal of Obesity*, 2004, n° 28, p. 410-417.

L'activité seule fait-elle maigrir le Corps ?

Sans doute vous est-il déjà arrivé, lors de vos diverses tentatives d'amaigrissement, de vous mettre au sport pour « brûler des calories ». Peut-être cette expérience s'est-elle avérée fructueuse. Mais seulement à court terme dans ce cas…

En effet, l'activité physique fait rarement maigrir. Le poids perdu à la suite d'un effort physique l'est essentiellement par sudation. Autrement dit : le Corps perd de l'eau ! Ce poids en eau sera irrémédiablement récupéré lors de la réhydratation. Idem pour le sauna, qui ne fait pas non plus « maigrir ». Certes, la sudation permet d'éliminer les toxines, mais pas plus que le fait d'uriner ! Sauna, « sudisettes » et autres instruments de torture par sudation que l'on trouve dans le commerce ont seulement le pouvoir de nous faire transpirer et de nous alléger très temporairement de quelques gouttes…

Autre piège : la balance calorimétrique de la salle de gym, qui vous indique le nombre de calories que vous avez brûlée sur la machine Ce n'est pas parce que l'écran affiche « – 120 calories » que vous pouvez criez victoire. Votre Corps, lui, n'est pas dupe : c'est lui qui s'est agité dans la salle de gym ; il sait donc exactement ce qu'il a dépensé et ne manquera pas de vous réclamer ce qu'il a perdu lors de votre prochain repas. Soit 120 calories, l'équivalent d'un yaourt aux fruits.

L'effort pousse le Corps à puiser dans ses réserves énergétiques et provoque la faim, pour remettre le stock à niveau.

En cas de pratique associée à un régime amaigrissant, le sportif amateur s'expose à court terme, selon un récent rapport de l'ANSES[1], à plusieurs risques :

– « un accident cardiovasculaire, essentiellement en cas de reprise d'une activité physique chez un sujet sédentaire depuis plusieurs années présentant un ou plusieurs facteurs de risque vasculaire ;

1. ANSES, « Rapport sur l'évaluation des risques liés aux pratiques alimentaires d'amaigrissement », novembre 2010, http://www.afssa.fr/Documents/NUT2009sa0099.pdf.

– un malaise (hypoglycémique, vagal et/ou aggravé par la déshydratation) si la restriction alimentaire est inadaptée aux besoins nutritionnels liés à l'activité. »

L'activité physique : un moyen de réguler la relation alimentaire

Le sport ne nous fait pas forcément maigrir, mais il peut nous éviter de prendre du poids. Il joue un rôle majeur dans l'harmonisation de l'esprit avec le Corps. Celui-ci, bien souvent, cristallise les sources de stress de notre environnement et nos pulsions, au point qu'il nous arrive d'être en conflit avec lui. Faire du sport peut réajuster l'image de soi à notre schéma corporel. Une activité physique régulière affine la perception des sensations de faim. La question ne se pose plus dans une perspective dichotomique : *« j'ai faim ou bien j'ai seulement envie de manger ? »* En fait, elle ne se pose plus tout court, car le langage de notre Corps est moins ambigu : le rassasiement est plus net. En cas de repas trop copieux, notre déplaisir alimentaire et nos sensations d'inconfort ou de lourdeur sont plus intenses. Pour résumer, nous ressentons mieux notre Corps. Il est donc plus facile de manger avec faim et plaisir et de s'arrêter à satiété.

Comment le sport fait maigrir la Tête ?

Le sport nous fait nous sentir mieux dans notre Corps et avec notre Corps. Au point qu'il nous donne parfois un sentiment de légèreté... même si le chiffre indiqué par la balance n'a pas bougé d'un iota !

L'activité physique modérée possède des vertus anxiolytiques et antidépressives, du fait de la sécrétion de neurotransmetteurs comme la dopamine (qui participe au système de récompense et de plaisir comme toutes les drogues) et la sérotonine (impliquée dans l'effet antidépresseur et anxiolytique de nombreux médicaments).

Le sport, comme la méditation, permet d'évacuer les tensions et les émotions qui filent au loin. C'est le cas notamment des sports d'endurance comme la course à pied.

L'activité physique entretient également la machine corporelle. Bien entretenu, le Corps exprime mieux ses besoins, lesquels ne sont pas brouillés par nos affects. Le sport clarifie le dialogue entre la Tête et le Corps, d'où une adaptation plus juste des apports alimentaires.

Le sport, enfin, est ressenti comme un moment à soi, un plaisir égoïste qui équilibre notre bien-être. Il répond au besoin de se recentrer sur soi même.

L'activité physique ne fait pas maigrir le Corps mais fait maigrir la Tête ! Antidépresseur naturel, elle apaise, quand elle est pratiquée avec modération, une relation alimentaire conflictuelle.

CHAPITRE 4

Principes de régulation du système nutritionnel du Corps

Apprentissage de nos besoins nutritionnels

Grâce à un apprentissage permanent, notre Corps anticipe aussi bien ses besoins que les effets post-ingestion qui se font ressentir après le repas. Lorsqu'il consomme un aliment pour la première fois, le Corps enregistre son image sensorielle (couleur, texture, goût, odeur) et l'associe à ses apports nutritionnels, dont il connaît les effets post-ingestion. Autrement dit, il est capable de prévoir son devenir à l'intérieur de l'organisme (absorption et produits de synthèse).

Ce phénomène d'association entre image sensorielle et apports nutritionnels est permis par l'apprentissage d'une symbolique alimentaire appelée « valeur hédonique ». Consommé à nouveau, ce même aliment sera reconnu par le Corps qui en reflètera le plaisir immédiat procuré lors de l'ingestion. Le Corps anticipe ainsi de façon inconsciente le bienfait nutritionnel attendu : ses apports nutritionnels correspondent bien à ses besoins.

Toutefois, la reconnaissance de texture, ou plénitude gastrique (au contraire du gavage alimentaire, qui produit un effet de trop plein) peut se cumuler avec cette association, car la Tête enregistre également un effet plaisir de type calmant. Cette interférence du psychique avec le physiologique dote l'aliment d'un pouvoir autre que nutritif : un effet anxiolytique ou dopant.

La symbolique alimentaire dépend :

- de chaque individu et de l'état de besoin du Corps ;
- de l'heure de la journée ;
- de l'activité physique ;
- de l'aliment : sa texture, son odeur, sa couleur ;
- de la diversité alimentaire ;
- de la position de l'aliment dans le cursus du repas, etc.

Que se passe-t-il dans notre Corps ?

La période alimentaire et la phase de jeûne

D'un point de vue nutritionnel, le Corps ne connaît que deux moments : la période alimentaire et la phase de jeûne.

La période alimentaire

Elle se traduit par l'enchaînement suivant : prise alimentaire, mastication, digestion, absorption et anabolisme (de production). Cette dernière étape conduit à la synthèse de molécules, indispensables au bon fonctionnement du Corps, et d'apport énergétique. La digestion et l'absorption représentent une dépense importante d'énergie et durent en moyenne une quinzaine d'heures. C'est donc à la fois une période de stockage et de déstockage.

La phase de jeûne

Elle définit la phase pendant laquelle le système digestif n'est pas en action. C'est donc une période de déstockage, y compris la nuit.

La digestion

Cette période se situe dans la continuité de notre prise alimentaire. La digestion consiste en un fractionnement des aliments en nutriments : glucides, lipides, protéines et micronutriments (vitamines et minéraux).

Elle se met en marche à la simple vue de l'assiette. Dès l'ingestion en bouche, une action mécanique, la mastication, broie, à l'aide de la denture, les aliments en plus petites parties. Puis l'insalivation mixe et hydrate les aliments broyés avec la salive. Grâce à la déglutition, cette bouillie nutritive passe par l'œsophage pour arriver dans l'estomac, où elle est appelée bol alimentaire.

La formation de ce bol peut durer entre 2 et 8h. L'estomac sécrète des enzymes qui fractionnent les gosses molécules en plus petites : les protéines deviennent ainsi des acides aminés, les lipides, de la glycéride et des acides gras, tandis que les glucides se transforment en glucose, fructose et galactose. L'estomac remet également les aliments à température corporelle : une boule de glace passe par exemple de – 5 °C à 37 °C.

Digérés (c'est à dire fractionnés en morceaux essentiels), les aliments sont prêts à être absorbé au niveau intestinal.

Le transit intestinal

Le transit intestinal définit la progression des nutriments de l'estomac jusqu'à l'expulsion des résidus.

Pendant la première phase, qui se déroule dans l' « intestin grêle », les nutriments assimilables sont absorbés par le Corps et passent dans la circulation sanguine.

La deuxième phase se situe dans le gros intestin (le colon) et correspond à l'absorption de l'eau et à la digestion des fibres (nutriments non assimilables) par les bactéries de la flore. Celle-ci les transforme en matière fécale. Les selles sont donc constituées par ce qui n'a pas été absorbé. Et ce que le Corps ne consomme pas, il le jette à la poubelle : c'est la défécation, qui marque la fin du transit intestinal.

Le rythme de défécation, d'une fois par jour à trois fois par semaine, est fonction de chaque individu, ainsi que de la quantité et de la qualité de la consommation alimentaire.

Le transit intestinal, moment essentiel d'absorption ou d'assimilation, est régulé par de nombreux facteurs de Corps et de Tête. La peur, l'angoisse et, plus généralement, le stress, peuvent ainsi être à la source de troubles tels que la diarrhée et la constipation.

Diarrhée et constipation

Une diarrhée signifie que le Corps a tout jeté directement à la poubelle sans avoir eu le temps d'absorber correctement les nutriments. C'est ce qui arrive quand la vitesse de transit est accélérée : les nutriments ne se présentent pas suffisamment longtemps aux « portes d'entrée » de notre Corps. Ils sont emportés avec les fibres, par un flot aqueux qui n'a pas non plus eu le temps d'être réabsorbé, jusqu'à la défécation. Les selles ont une texture à tendance liquide : la diarrhée.

La constipation caractérise, au contraire, un transit trop lent, ou stoppé pour une raison mécanique ou chimique. Les bactéries se nourrissent de cette abondance alimentaire et provoquent des ballonnements (le phénomène de dégazage). Comme pour des poubelles malodorantes qu'on aurait trop tardé à descendre au vide-ordures, ceux-ci peuvent occasionner des odeurs nauséabondes. Un séjour prolongé des selles au niveau du colon provoque en outre une réabsorption d'eau par l'estomac, ce qui explique leur durcissement. L'émission de ces selles s'espace, jusqu'à moins de trois fois par semaine. C'est la constipation.

Que se passe-t-il entre les repas ?

Nous ne passons pas toute notre vie alimentaire à manger et à digérer. Entre les deux, nous faisons heureusement beaucoup d'autres choses. Ce temps est la phase de jeûne !

Compris entre deux repas, le jeûne caractérise un état de non-faim pendant lequel le Corps procède à ses opérations de maintenance et de croissance. Il gère, en somme, son métabolisme de base : ses stocks, donc. Il mobilise ainsi des matières premières et de l'énergie pour alimenter tissus et organes, ainsi que pour produire des molécules nécessaires au bon fonctionnement de tous ses systèmes (cardiovasculaire, respiratoire, hormonal...). Les dépenses engendrées par cette activité interne indispensable à sa survie sont bien plus importantes que celles liées à la pratique d'un sport !

Les phases de jeûne sont de durée variable. La plus longue a lieu pendant le sommeil nocturne. Ceux qui pensaient que *« manger le soir fait grossir »* en seront pour leurs frais : notre Corps ne meurt pas la nuit ! Notre cœur continue de battre, nous respirons, nous bougeons même ! Tous les systèmes de notre Corps continuent à nous maintenir en vie. La nuit, d'autres synthèses se superposent à celles impliquées par une phase de jeûne, comme celle des molécules qui nous maintiennent allongés. Sauf chez les somnambules !

La phase de jeûne, rassurez-vous, est donc aussi une phase de dépense.

En revanche, c'est au cours de cette période entre deux repas que la relation alimentaire déviante s'exprime. En effet, l'état de « non faim » ne protège pas d'une envie de la Tête : lorsque le Corps se tait, la Tête s'exprime. Les angoisses se cristallisant sur l'alimentation peuvent refaire surface à ce moment-là.

Un jeûne prolongé

Il est la résultante d'un trouble physiologique (absence de sensation de faim, asthénie) ou d'une restriction alimentaire, volontaire (pratique d'un régime) ou involontaire (un « oubli de manger », par un addict du travail par exemple). Le Corps finit par « s'autobouffer » pour récupérer de quoi maintenir ses fonctions vitales, c'est-à-dire les matières premières qu'il ne sait pas fabriquer.

(Sur les régimes, voir également 1e partie, chap. 2)

À quoi sert toute cette mécanique ?

Cet ensemble de processus permet de répondre à nos besoins nutritionnels qui sont à la fois physiologiques (énergie et qualité nutritionnelle) et psychiques (le « plaisir »). Le Corps les exprime pour couvrir ses dépenses liées au maintien de son harmonie et de sa croissance. ses dépenses principales se répartissent entre le cœur (8 % en moyenne du métabolisme de base), le cerveau (17 %), les muscles (20 %), les reins (7 %), le foie (19 %), le système digestif (10 %), les tissus adipeux (3 %) et le reste (16 %)

Voici comment la FAO (Food and Agriculture Organization) a défini le besoin en énergie d'un individu :

> La quantité d'énergie nécessaire pour compenser ses dépenses énergétiques et assurer une taille et une composition corporelle compatibles avec le maintien à long terme d'une bonne santé et d'une activité physique adaptée au contexte économique et social.

Chaque Être a son code génétique, son histoire, son mode de vie et sa psyché : ses besoins lui sont propres. Inutile, donc, de calquer ses portions alimentaires sur celles de la voisine. Mieux vaut faire confiance à votre Corps que de le contraindre !

Les aliments, nourriture du Corps

D'un point de vue diététique, un aliment est formé d'un ensemble de nutriments : protéines, lipides, glucides, micronutriments (vitamines et minéraux), fibres et eau. Sa fonction première est d'apporter au Corps les matières premières et l'énergie nécessaire à son bon fonctionnement, à son maintien et à sa croissance. C'est pourquoi tous les aliments sont indispensables à notre survie. Nous sommes dépendants de ces combinaisons nutritionnelles qui produisent des plats riches en saveurs, en couleurs et en arômes. L'alimentation est la drogue la plus vitale.

Quels sont nos besoins en nutriments ?

Le Corps a besoin de nutriments énergétiques et non énergétiques, qui sont ses matériaux de construction (éléments bâtisseurs) et d'entretien. Ces besoins qualitatifs peuvent être divisés en quatre groupes : macronutriments, micronutriments, fibres et eau.

Les macronutriments : protéines, lipides et glucides

Ces éléments bâtisseurs jouent un rôle énergétique et plastique dans la production des tissus (muscles ou tissus fonctionnels) et des molécules fonctionnelles (hormones, enzymes, neurotransmetteurs, etc.

Une fois digérés et absorbés, les nutriments font encore un long chemin dans cette machine complexe qu'est le Corps. Les nutriments fournis par notre alimentation servent de matières premières et d'énergie pour produire sans cesse de nouvelles molécules, de nouveaux tissus essentiels au maintien du Corps. Le reste des nutriments se stocke sous la forme la moins coûteuse pour le Corps : le tissu graisseux. D'autres formes de stockage existent dans le tissu musculaire ou hépatique.

À partir des **glucides** alimentaires, le Corps constitue, entres autres, une partie de ses réserves énergétiques sous forme de glycogène hépatique et musculaire.

Les **lipides** alimentaires se transforment en acides gras libres et permettent la synthèse des triglycérides, forme de stockage située dans le tissu adipeux.

Les **protéines** alimentaires, elles, sont destinées à être stockées sous forme d'acides aminés dans le tissu musculaire. Ces nutriments servent de matières premières essentielles : ils sont exclusivement de source alimentaire. Le Corps ne sait pas les produire tout seul !

- **Peut-on parler d'aliments « qui font grossir » alors que tous les aliments sont susceptibles de se transformer en tissus graisseux ?**

Les micronutriments : vitamines et minéraux

Les micronutriments jouent eux aussi un rôle plastique. Le calcium, par exemple, rentre dans la constitution de la trame osseuse et de la structure dentaire. La plupart des vitamines et minéraux sont fonctionnels. Ce sont des outils indispensables (coenzymes ou catalyseurs) à toutes les réactions chimiques du Corps.

Les fibres

Les fibres jouent un rôle dans la régulation du transit (vitesse de passage). Elles ralentissent l'absorption des nutriments (glucides, lipides) et entrent, en tant que déchets du Corps, dans la composition des selles.

Ce sont des substances presque non énergétiques, que seules les bactéries de notre Corps consomment. Digérées, les fibres produisent non seulement des gaz mais aussi des acides gras, donc des calories.

L'eau

Chez un adulte, l'eau représente environ 60 % du poids total de l'organisme. Les tissus les plus hydratés sont le sang, le cerveau, les muscles et la peau. Ces tissus-là sont donc les plus sensibles à la déshydratation.

Un adulte a besoin d'un apport de plus de 2 litres d'eau en 24 heures. Il la trouve dans les aliments et les boissons, mais le Corps en produit aussi : c'est l'eau endogène.

Qu'est-ce que la soif?

La soif est le langage sensoriel du Corps qui exprime un manque d'eau. Elle traduit un début de déshydratation cellulaire. Ce manque d'eau dans l'organisme entraîne, à la longue, une diminution des capacités de l'individu, engendrée par la diminution du rendement musculaire. Le mécanisme de la soif régule les apports d'eau exogène (alimentaire et boissons).

Inutile, cependant, de consommer ces quatre catégories que sont les macronutriments, les micronutriments, les fibres et l'eau, dans les mêmes proportions tous les jours : pour chacune, le Corps dispose de réserves.

En revanche, aucun nutriment n'est inutile, aucun n'est plus indispensable qu'un autre : notre Corps a besoin de *tout* pour s'entretenir, croître et s'adapter aux exigences du vivant.
À la clé de cette consommation variée, il n'y a ni plus ni moins que l'harmonie alimentaire.

- **Aviez-vous conscience de cette réalité corporelle ? Connaissiez-vous le fonctionnement réel de votre Corps ?**
- **Savez-vous trier ces histoires de Corps et de nourriture que tente de vous imposer votre cerveau ? Si ce n'est pas le cas, qu'est-ce qui fait que vous croyez plus votre Tête que votre Corps ?**

Fonctions des macronutriments : protéines, lipides, glucides

Protéines

Pourquoi avons-nous besoin de protéines alimentaires ?

Les protéines, ou protides, sont quantitativement les nutriments les plus importants de l'organisme : elles représentent 16 % en moyenne de la masse totale de notre Corps. En période de jeûne prolongé ou en cas de dénutrition, les protéines jouent également un rôle de substrat énergétique, apportant 4 kcal par gramme. Ainsi, une alimentation carencée en sources d'énergie (glucides et/ou lipides) provoque la fonte des muscles et se manifeste par un manque de dynamisme psychique et corporel : un manque de tonus, en somme.

Constituants fondamentaux de la matière vivante, les protéines sont responsables de la synthèse de nouvelles cellules et donc du renouvellement tissulaire : peau, muscles, tissus fonctionnels, cartilage et acide nucléique (ADN). Au niveau du système sanguin, elles assurent le maintien de la pression osmotique (pression générale dans l'organisme) et de la pression oncotique (pression due aux protéines).

C'est par les protéines que le Corps et la Tête communiquent.

Au niveau du système digestif, les protéines stimulent certaines hormones digestives (leptine, ghréline : *voir 2e partie, chap. 4, encadré « Leptine, ghréline, deux antagonistes de la régulation de la prise alimentaire »*) et jouent un rôle enzymatique : elles participent donc directement à la digestion et régulent ainsi non seulement la motricité intestinale, mais également les sensations digestives adaptées aux besoins nutritionnels.

Les protéines ont d'autres fonctions, du système immunitaire (constituant majoritaire des immunoglobulines) au système hormonal, en passant par un rôle de transporteur de molécules (fer et albumine).

Pour toutes ces raisons, consommer des protéines est indispensable.

Le végétarisme, un régime sain et amaigrissant ?

Le régime végétarien fait appel à des croyances religieuses, mais aussi à des « fausses croyances ». Celle, par exemple, selon laquelle le végétarisme ferait maigrir, ce qui est faux.

Si notre consommation ne comprend pas au moins des œufs, des produits laitiers ou des céréales associées à des légumes secs à chaque repas (complémentarité alimentaire), elle créé des carences en protéines. Au lieu du résultat escompté, votre Corps aura simplement moins de muscles.

Lipides ou graisses alimentaires

Pourquoi avons-nous besoin de lipides alimentaires ?

Les lipides, ces graisses appartenant à la « famille des acides gras », permettent le maintien et les synthèses courantes de notre Corps. Matières premières, ils constituent l'élément majoritaire des membranes de toutes nos cellules et des différentes molécules fonctionnelles, comme les hormones. Les lipides interviennent ainsi non seulement dans le système de fertilité, mais aussi dans celui de thermorégulation. Tout comme les glucides, ils jouent un rôle énergétique, apportant neuf calories par gramme.

Des graisses comme le cholestérol participent à la souplesse des membranes de toutes les cellules qui constituent notre Corps. Elles sont également les matières premières des hormones sexuelles. Chez les femmes, les hormones sexuelles jouent en outre un rôle dans l'ossification des os. C'est pour cette raison qu'à la ménopause (arrêt de la sécrétion des œstrogènes), le risque d'ostéoporose se trouve accru. Avoir une alimentation insuffisante en lipides, c'est risquer un trouble du cycle menstruel, voire une aménorrhée (absence de règles) et une fragilisation du capital osseux.

Les lipides alimentaires véhiculent également les vitamines liposolubles (vitamines A, D, E, K). Les yaourts à 0 % de matière grasse, dépourvus de vitamine D, ne permettent pas l'absorption du calcium. Une vitamine D sans lipide, c'est comme un poisson hors de l'eau : elle ne peut pas survivre.

Les lipides sont donc, contrairement à certaines croyances, des protecteurs du Corps. Les « bonnes graisses », comme on les appelle, protègent notamment le système cardiovasculaire : les acides gras (éléments unitaires des lipides) « débouchent » les artères en diminuant le cholestérol sanguin et en favorisant le bon cholestérol. Le Corps a besoin de certains acides gras (W3 et W6), dits « essentiels », qu'il est incapable de synthétiser sans apport extérieur et dont l'unique source est par conséquent alimentaire : graisse végétale alimentaire (huiles végétales, colza, noix, soja, etc.) et poissons gras.

Enfin, les lipides alimentaires sont importants pour notre harmonie de Corps comme de Tête, pour une raison toute simple : ils stimulent le plaisir gustatif ! Les lipides alimentaires ont en effet une fonction gastronomique ou hédonique : ils véhiculent les saveurs, les arômes et les sensations brûlantes (piments).

Peur de manger gras ?

On l'a vu, les lipides alimentaires sont indispensables au bon fonctionnement du Corps. Les apports nutritionnels conseillés

(ANC 2010) les évaluent à 40 % des apports énergétiques totaux. Cela signifie qu'une alimentation dite « équilibrée » doit comporter 40 % de graisses d'ajout ou contenues dans l'aliment. Alors n'hésitez pas ! *(Voir 3e partie, chap. 6, « "Manger moins de graisse fait maigrir" »)*

Glucides

Pourquoi avons-nous besoin de glucides alimentaires ?

L'apport des glucides énergétiques est indispensable, car ils sont l'unique source d'énergie du système cérébral et rénal, dont les cellules sont dites « gluco-dépendantes ». Représentant un apport de quatre calories par gramme, ils couvrent en moyenne plus de la moitié de la dépense énergétique journalière.

Ces glucides, qui entrent dans la composition de nombreuses molécules fonctionnelles, ont également une fonction plastique dans la préservation de la masse musculaire. Ainsi, une restriction partielle ou totale en glucides peut entraîner une fonte musculaire.

Glucides et perte de poids

Notre Corps ne dispose pas de grandes réserves de glucides. Or, un apport régulier de glucides est nécessaire pour brûler les graisses.

Les apports nutritionnels conseillés (ANC)

Toutes les recommandations nutritionnelles, celles fixées par l'AFSSA comme celles inscrites sur vos paquets de céréales, représentent des valeurs conseillées à l'échelle de toute une population : enfants, adolescents, personnes âgées, femmes, hommes, adultes, sportifs, femmes enceintes et allaitantes. Ces apports nutritionnels conseillés (ANC), résultent donc d'une estimation moyenne. Or, ce qui est vrai à l'échelle d'une population peut être *faux* à titre individuel.

Ainsi, les ANC ne sont en aucun cas des normes, mais uniquement des compromis applicables pour une collectivité. Ils servent de repères pour les individus et de références pour les populations. Les experts qui planchent sur le lien entre alimentation et santé ne cessent de réévaluer l'avancée des connaissances. L'objectif est de limiter les facteurs alimentaires susceptibles de développer le développement de nombreuses pathologies. Autrement dit, les valeurs des ANC sont préconisées pour aider une population choisie à être et à rester en bonne santé.

Les glucides simples et complexes (féculents, pain, légumes, fruits et produits sucrés) représentent la moitié des apports nutritionnels quotidiens.

En mars 2010, l'AFSSA a augmenté les apports conseillés en lipides. Pour prévenir certaines pathologies telles que les maladies cardiovasculaires, le diabète et l'obésité, la règle première en matière de graisse alimentaire serait : « ni trop, ni trop peu. »

Les apports nutritionnels conseillés sont les suivants :

	% de l'apport énergétique quotidien	Détails	Source alimentaire
Glucides	45 à 50	10 % des apports sous forme de glucides simples (sucre ou produits sucrés)	Glucides complexes : céréales, légumes secs Glucides simples : légumes, fruits et produits sucrés Ils sont indispensables au maintien des réserves de glycogène hépatique et musculaire
Lipides	35 à 40	Matières grasses variées	Graisse d'ajout (huile, beurre, margarine, crème fraîche) ou graisse cachée (fromage, charcuterie, sauces, vinaigrette).
Protéines	10 à 15	Entre 0,8 et 1 g de protéines par kg de poids et par jour	Protéines de bonne valeur biologique, source de tous les acides aminés essentiels, et protéines animales (viande, poisson, œufs, jambon)

Fibres	Zéro	30 g par jour	Légumes frais, légumes secs, fruits, céréales complètes
Eau	Zéro	1 l	Boissons et aliments, en fonction de l'alimentation, de l'environnement et de l'activité physique

- **Nous venons de voir que les féculents et le pain sont conseillés. Comment, dans ce cas, pourraient-ils « faire grossir » ?**
- **Quant aux lipides, ils sont indispensables non seulement pour le maintien du Corps mais aussi pour diminuer le risque de maladies. Dans ces conditions, est-ce prendre soin de soi que d'éliminer les graisses alimentaires ?**

Nutriments	**Rôle**	**Source alimentaire**
Macronutriments		
Protéines	Bâtisseur des muscles et autres organes	Viande, poisson, œufs, produits laitiers
Lipides	Matière première, rôle bâtisseur et réserve énergétique, synthèse hormonale	Matière grasse (huile, beurre)
Cholestérol	Indispensable à la vie des cellules, synthèse hormonale	Charcuterie, fromage, œufs
Glucides	Source d'énergie	Légumes, fruits, céréales, produits sucrés
Vitamines		
A	Vision, intégrité de la peau et des muqueuses	Foie, poisson, beurre, abricots secs, carottes

B1	Métabolisme des lipides, des glucides et des acides aminés Protection du système nerveux	Céréales complètes, lait, jaune d'œuf, levure de bière
B2	Métabolisme des glucides, croissance	Produits laitiers, œufs, levure de bière, amandes
B3	Utilisation des nutriments	Levure de bière, foie de veau, viandes maigres, poissons, céréales, soja
B5	Réponse immunitaire	Saumon, levure de bière, lentilles, haricots, avocat
B6	Métabolisme des protéines, protection du système nerveux	Foie, avocat, banane, germes de céréales, levure de bière
Acide folique	Croissance, multiplication cellulaire Antianémique	Levure de bière, salade verte, dattes, thon, huîtres, saumon
B12	Essentiel à la formation des globules rouges Antianémique	Bœuf, thon, œufs, produits laitiers, maïs
C	Absorption et transport du fer, protection immunitaire, croissance, antioxydant	Agrumes, fruits rouges (cassis, fraises), poivre vert, légumes (navet, chou)
D	Absorption intestinale du calcium, synthèse et maintien du capital osseux	Poissons gras, jaune d'œuf, lait, champignons
E	Protection des membranes cellulaires, action antioxydante, action contre le vieillissement des tissus	Germe de blé, légumes verts, œufs, noix, amande, noisette, tournesol, soja, banane, carotte, tomate

Minéraux		
Calcium	Synthèse et maintien du capital osseux, contraction musculaire	Produits laitiers, foie de bœuf, noisette, haricots secs
Magnésium	Régularisation de l'équilibre nerveux et musculaire, rythme cardiaque	Produits de la mer, gruyère, noix, noisette, germe de blé, céréales complètes, amande
Sodium	Régulation de la répartition de l'eau dans l'organisme et le volume du sang	Sel, charcuterie, produits fumés, fromage, pain, produits céréaliers, condiments, produits industriels
Fer	Formation de l'hémoglobine, transport de l'oxygène par les globules rouges	Foie de bœuf, jaune d'œuf, poisson
Cuivre	Formation des os et de l'hémoglobine	Fruits secs, olives noires, cresson, légumes, champignons, soja
Zinc	Multiplication cellulaire	Fromages, foie, céréales, levure de bière, champignons, épinards
Manganèse	Réactions de protection	Jaune d'œuf, foie, légumes, céréales complètes
Oligoéléments		
Sélénium	Réaction antioxydante	Produits de la mer, tomate, oignon, céréales complètes, brocolis, ananas

Molybdène	Métabolisme des acides aminés, élimination des toxines	Viandes, céréales complètes, soja, épinards
Fibres	Régulation du transit, limitation de l'absorption du cholestérol	Légumes, fruits, céréales complètes

CHAPITRE 5

Ce que le Corps aime... ou n'aime pas

Nous sélectionnons des aliments pour garnir l'assiette et nourrir notre relation alimentaire. Ce choix dépend de différents facteurs.

Préférences et dégoûts alimentaires

Une préférence peut aussi bien répéter des expériences enfantines positives que compenser leur carence pendant les premières années de vie. Quant au dégoût (aversion) manifesté plus ou moins vivement à l'égard d'un aliment, il peut traduire la dissimulation d'un plaisir culpabilisé tout autant que la reviviscence d'expériences négatives associées à cet aliment.

Ainsi, la palette constituée par les traces de notre histoire affective originelle représente plus ou moins notre sceau affectif. Chacun de nos échanges en portera la marque singulière.

- **Quel enfant étiez-vous ? Quel mangeur étiez-vous ? Quels étaient vos aliments préférés ? Y a-t-il eu des « bras de fer » entre vos parents et vous ?**

Nos préférences alimentaires

Les préférences de chacun

Toutes nos expériences, notamment affectives, agrègent aux aliments des idées, des sensations et des émotions. Le lait chaud ? Un doudou réconfortant ! La confiture de tomate verte ? La petite madeleine de Proust qui évoque immédiatement votre grand-mère... Des sauterelles grillées ? Vous n'en avez jamais goûté, mais la seule vision de ces petits insectes sur les étals des marchés africains ou asiatiques vous fait frémir d'horreur ! Eh oui ! Ce qui vaut pour nous ne vaut pas forcément pour notre voisin...

Comment le cerveau construit-il les préférences alimentaires ?

Au départ, notre Corps ne nous donne aucune information de plaisir hédonique. C'est l'apprentissage qui lui permet de mémoriser des associations aliment-événement (aliment-idée ou aliment-sensation). Ce lien entre le présent et le vécu conditionne le plaisir ressenti.

Parfois, il suffit de donner à un aliment un nom différent pour modifier son appréciation. Prenons mon propre cas :

> *« Quand j'étais enfant, j'avais un peu de mal à goûter aux steaks hachés, alors mes parents m'ont fait croire que je goûtais du dinosaure : "c'est rare de manger du dinosaure. Tu veux goûter ? Tu aimes ?" J'ai alors instinctivement associé un nouveau "bon vécu" avec la nomination "dinosaure" et j'ai aimé ! »*

Si un enfant associe un bon vécu avec une dénomination, une couleur, une texture, une odeur ou encore une saveur, il appréciera davantage l'aliment.

> *« Un jour, j'ai démasqué la supercherie : le steak est redevenu de la viande de bœuf et... je n'en ai plus voulu ! »*

Les pensées et la mémorisation ont un réel impact sur le goût. En fonction de la désignation du produit, la perception de ce dernier se modifie du tout au tout ! Et c'est aussi valable pour les adultes.

« Aujourd'hui, j'adore la viande de bœuf… »

D'autres expériences on été menées. Ainsi, dans le cadre de dégustations œnologiques, les vins blancs ont été colorés en rouge et inversement. Les plus grands spécialistes s'y sont trompés ! Une autre fois, une quiche lorraine colorée en bleu a été proposée à un groupe témoin. Certains ont dit *« ne pas aimer »*, d'autres *« ne pas avoir pu goûter parce que je n'aime pas »*, mais aucun n'a apprécié la quiche bleue. La vision modifie la perception gustative. C'est notre cerveau qui mène la danse des préférences et non notre Corps !

Aversion et dégoût

Les aversions représentent les aliments que l'on refuse de consommer. Soit par dégoût : *« je n'aime pas. »* Soit par croyance : *« si j'en mange je vais grossir »* (aversion liée à une relation alimentaire conflictuelle), *« non merci, cela me rend malade »*.

Le mécanisme corporel d'adaptation par anticipation peut, dans certaines situations, conduire à l'aversion ou au dégoût alimentaire. Le Corps exprime alors un refus, marqué, par exemple, par une grimace très expressive. Ce refus est le fruit de l'association et de la mémorisation d'une expérience négative (ressenti d'émotions négatives, nausée, douleurs intestinales…). Apparu dans l'enfance, le « je n'aime pas » perdure à l'âge adulte.

Les aversions alimentaires fonctionnent comme la peur de l'inconnu : elles peuvent naître d'une expérience négative. Si, enfant, une indigestion de crustacés a provoqué des nausées épouvantables, il est possible que la seule vue d'une crevette inspire du dégoût à l'âge adulte.

À noter que dans un comportement alimentaire non pathologique, le panel gustatif ne doit pas comporter plus de trois aversions.

- **Avez-vous des aversions ? Quelles sont-elles ? Êtes-vous capable d'en retrouver l'origine ?**

Les aliments de l'équilibre : tous !

La Tête appréhende les aliments à travers le prisme de notre histoire, de nos pensées, émotions et autres fausses croyances, qui l'amènent à classer ce que l'on mange dans deux cases : le Bien et le Mal. Un pauvre poisson pané, par exemple, aura le pouvoir de convoquer d'affreux souvenirs de cantine scolaire, qui la détourneront d'office du petit rectangle de cabillaud doré qu'on lui présente. Le Corps, lui, est bien plus pragmatique : il ne connaît les aliments qu'en fonction des nutriments qu'ils lui apportent. Du poisson pané, par exemple, représente avant tout des protéines et des lipides.

Faisons un bref tour d'horizon des différentes catégories alimentaires dont le Corps a besoin.

Viandes, poissons, œufs et charcuterie

Ils regroupent les plats protéiques, supérieurs ou égaux à 100 g (steak, portion de poisson, deux œufs, etc.), et les compléments protéiques, de moins de 75 g (viande hachée dans les lasagnes, pizzas, moussakas, ou bien charcuterie...).

Ces aliments issus de la catégorie dite des « VPO » apportent des protéines d'excellente qualité, du fer et des vitamines B (surtout B12). Ils agissent comme des régulateurs de la quantité ingérée et jouent le marqueur du « stop ». Si vous consommez un plat de tagliatelles à la crème, vous pourrez vous resservir presque indéfiniment avant de ressentir un déplaisir ou une satiété. En revanche, si ces tagliatelles sont accompagnées d'un steak, vous serez moins prompt à vous resservir.

Matières grasses (MG)

On distingue les MG d'origine animale (beurre, crème fraîche, graisse de canard) des MG d'origine végétale (huiles ou margarine). Ces matières grasses apportent de l'énergie, des acides gras essentiels et des vitamines liposolubles : vitamines A, D, E et K.

Fruits et légumes

- crudités (légumes frais crus) : carottes râpées, tomates, soja...
- cuidités (légumes frais cuits) : haricots verts, carottes vichy...
- légumes secs : lentilles, pois chiches, fèves, haricots rouges, haricots blancs...
- fruits frais : banane, abricot, pèche, melon, pomme...
- fruits secs : abricots secs, figues sèches, bananes séchées...

Les fruits et les légumes apportent de la vitamine C, des carotènes, des vitamines B, des glucides et des minéraux (potassium, sodium...).Riches en fibres, ils régulent notre transit intestinal.

L'intérêt nutritionnel des fruits oléagineux (noix, noisette, pistache, amande) est différent. Ils sont source de lipides et de vitamines liposolubles (vitamines A, D, E et K).

Produits laitiers

On entend par produits laitiers les yaourts et le lait ainsi que les fromages (camembert, comté, roquefort, etc.). Les produits laitiers apportent du calcium, des protéines animales de bonne qualité, des vitamines A et D (sauf dans les produits écrémés), ainsi que de la vitamine B. Ils sont donc importants pour le maintien de notre tissu osseux et dentaire. Source de protéines de bonnes qualités, ils complètent la portion protéique de la ration alimentaire.

Céréales et féculents

Les céréales (blé, mais, quinoa, épeautre...) sont le matériau brut utilisé dans la fabrication des féculents. Ceux-ci regroupent notamment pâtes, riz et pain (blanc, complet ou aux céréales).

À noter que la pomme de terre, riche en fibres et amidon, est considérée comme un féculent alors qu'elle n'en est pas un.

Pâtisseries et produits sucrés

Les pâtisseries (tartes aux fruits, éclairs, fondant au chocolat...) et les biscuits sont riches en amidon. Souvent produits d'usinage, ils apportent, en fonction de leur composition, protéines, lipides et glucides. Ce sont des produits complets.

Source d'énergie, le sucre, le miel, le chocolat et les bonbons fournissent essentiellement du saccharose (sucre de cuisine).

Boissons

Eau, jus de fruits ou de légumes et soda : toutes ces boissons représentent un apport hydrique et minéral (magnésium, calcium, potassium, sodium...), voire glucidique en fonction de leur usinage.

Et l'alcool ?

L'alcool, n'en déplaise à une fausse croyance, n'apporte pas du sucre mais des molécules d'alcool. Substance énergétique, il procure un plaisir gustatif mais est dénué d'intérêt nutritionnel. Le vin comme les alcools forts sont des toxiques consommables pour le Corps et sont éliminés par le foie.

Les effets du vin et des cocktails alcoolisés sont les mêmes sur le Corps que sur la Tête : ils enivrent. Cette sensation perçue ou non est responsable de la modification des actions réflexes et de la perception des événements. En conséquence, au-delà d'une certaine dose, le Corps se dérègle. Du point de nutritionnel, il n'est alors plus capable de savoir s'il a encore besoin de calories ou non. Son réflexe est de manger et manger encore. C'est ainsi que vous vous retrouvez à consommer des aliments denses en calories, sans même avoir faim : vous mangez pour « éponger ».

Les aliments « déraisonnables »

L'équilibre alimentaire est une somme de déséquilibres quotidiens. Voilà pourquoi les aliments « déraisonnables » sont indispensables à votre équilibre… et ne sont donc peut être pas si « déraisonnables » que cela. En étant à l'écoute des sensations de son Corps, on ne prend pas de poids et on reste en bonne santé.

La vraie gourmandise est la clé de l'équilibre alimentaire.

Le repas idéal

On l'a vu : pour le Corps, un aliment n'est une agglomération de nutriments

À la différence de la Tête, le Corps ne connaît ni la culpabilité ni les croyances alimentaires. Il ne départage pas les « bons » des « mauvais » aliments, se contentant de classifier ce qu'il absorbe en nutriments ou micronutriments. Ainsi, pour la Tête, les pâtes « font grossir » et les légumes « font maigrir ». Le Corps ne voit pas les choses ainsi : pour lui, consommer des pâtes ou des légumes, c'est pareil. Dans les deux cas, il s'agit de glucides, avec plus ou moins de fibres.

Voici comment le Corps classe les aliments :

Protéines	Lipides	Glucides
Viande, poisson, œufs		
Charcuterie	Charcuterie	
		Féculents
		Pain

Protéines	Lipides	Glucides
		Produits sucrés
		Légumes
		Fruits
	Fruits oléagineux	
Produits laitiers		
Fromage	Fromage	
Pâtisseries	Pâtisseries	Pâtisseries
	Biscuits	Biscuits
	Matières grasses	
		Jus et soda

- **Quelle est la différence entre 100 kcal de légumes et 100 kcal de féculents ?**

Réponse : la même qu'entre 1 kg de plumes et 1 kg de plomb.

Alors comment composer ses repas ?

La Tête propose la carte, le Corps commande ! C'est comme au restaurant : tout dépend du menu.

En fonction de la disponibilité

« Qu'y a-t-il dans mon frigo ? Qu'y a-t-il à la carte de ce restaurant ? »

La Tête propose au Corps un choix d'aliments disponibles. Ce dernier indique alors ses préférences en fonction de ses propres besoins. Il visualise les aliments qui sont dans votre réfrigérateur ou passe en revue tous les restaurants du quartier. Cela se manifeste par l'envie d'un restaurant français, par exemple, pour assurer un apport en protéines et fer (steak), ou bien asiatique pour un apport en glucides (le riz). Le Corps guide ainsi la Tête, jusqu'au choix du plat sur le menu.

Le choix alimentaire dépend de la disponibilité des produits. A contrario, nous pouvons désirer un aliment et s'assurer ensuite de sa disponibilité.

En fonction de l'abondance

La quantité des aliments disponibles a un impact notable sur la quantité d'aliments ingérés par un individu. Notre mode de vie y est pour beaucoup. À une échelle plus large, il a ainsi été démontré que le passage d'un mode de vie agricole, axé autour de la cueillette, de la chasse et de cultures agricoles ou d'élevage traditionnelles, à un mode de vie urbain occidental (commerces alimentaires variés, fournis et peu onéreux) a augmenté la quantité d'énergie ingérée et la masse grasse de populations entières.

- **Et vous ? Quels aliments avez-vous tendance à choisir au moment du repas ? Ceux rangés tout au fond du placard ? Ceux remisés à la cave ? Ou bien ceux posés sur les étagères en face de vos yeux ?**

Composition du repas

Composer son repas, c'est avant tout vivre sa liberté alimentaire. En fonction de notre appétit pour tel ou tel aliment, plusieurs combinaisons sont envisageables en se basant sur le tableau figurant plus haut :

– un ou plusieurs aliments de chaque colonne. Exemple : viande, fromage, féculent, légumes, matière grasse, pâtisserie. Forme possible : soupe printanière, escalope de veau linguine au parmesan et tiramisu ;

– plusieurs aliments d'une ou de deux colonnes différentes. Exemple : fromage, charcuterie, pain. Forme possible : fondue savoyarde ;

– un aliment d'une seule colonne. Exemple : un yaourt. Eh oui ! Si vous n'avez pas très faim, inutile de vous forcer !

– légumes et matière grasse. Exemple : une salade méli-mélo composée uniquement de crudités. En été, quand il fait chaud, ce type de rafraîchissement alimentaire peut répondre à un besoin.

Ainsi, il n'est pas nécessaire de consommer des aliments de chaque catégorie alimentaire au cours d'un seul et même repas : l'équilibre alimentaire se pratique sur la semaine. L'excès d'un repas est lissé par ce qu'on mange sur 3-4 jours.
La liberté alimentaire, c'est manger de tout, en se laissant guider par sa faim et son plaisir de saveurs, seule façon de ressentir un bien-être après le repas.

- **Avez-vous consommé au moins un aliment de chaque catégorie alimentaire citée dans le tableau la semaine dernière ? Oui ? Alors, cela signifie que vous « mangez de tout » ! Et votre Corps aime ça !**

CHAPITRE 6

Quand équilibre rime avec liberté alimentaire

Maintenant que nous avons décortiqué ensemble tous les ingrédients de la relation alimentaire, votre Tête doit être moins « encombrée », et plus apte, je l'espère, à aborder plus sereinement ce fameux équilibre alimentaire.

Équilibre sensoriel

L'équilibre nutritionnel est atteint quand nous mangeons à l'apparition d'une sensation de faim, avec plaisir jusqu'à rassasiement et sans penser à évaluer sa prise alimentaire. C'est ce plaisir gustatif qui régule la variété alimentaire. Essayez de manger uniquement des fraises Tagada, midi et soir : vous serez sans doute écœuré.

Variété de plats

Un repas composé de trois composantes au minimum garantit la richesse des saveurs. Dans la culture française, le repas est composé d'une entrée, d'un plat (VPO[1] + accompagnement) et d'un dessert. Soit 1 + 2 + 1 = 4 composantes différentes. Voire 5 si on ajoute le fromage.

Variété des couleurs

La couleur alimentaire a deux fonctions importantes :

- la première est **la reconnaissance** de l'état sanitaire des futurs ingesta : pourris ou sains. Le bleu, par exemple, symbolise le poison. D'ailleurs, à part certains bonbons et le curaçao, le bleu n'est pas une couleur alimentaire ;
- la deuxième est une **fonction d'antidépresseur**. Rien de tel qu'un repas monochrome pour voir chuter son moral. Essayez, pour voir, d'enchaîner blanc de poireau, filet de colin, riz et yaourt nature. Au mieux, c'est désespérément ennuyeux.

Les croyances sur l'équilibre alimentaire

« Manger des sucres, ce n'est pas bien car nous en avons en stock »

Non, notre Corps ne dispose pas de grandes réserves de glucides. Or, un apport régulier de glucides est nécessaire pour brûler les graisses. Les tennismen, par exemple, mangent des bananes régulièrement au cours de leurs matchs. En revanche, nous avons des réserves de graisses.

« Il faut manger le moins de graisse possible car elles vont directement dans les fesses »

Non, les lipides alimentaires sont indispensables au bon fonctionnement du Corps. Les apports nutritionnels conseillés

1. Viande, poisson, œuf.

(ANC 2010) les évaluent à 40 % des apports énergétiques totaux. Cela signifie qu'une alimentation dite « équilibrée » doit comporter 40 % de graisses d'ajout ou contenues dans l'aliment. Alors n'hésitez pas !

Une carence lipidique engendre différents troubles :

- thermorégulation (vous aurez toujours froid) ;
- trouble de la fécondité ;
- augmentation des risques cardiovasculaires.

Une carence en vitamines liposolubles provoque des troubles osseux, dentaires et musculaires, des lésions cutanées et accélération du vieillissement.

« Manger moins de graisse fait maigrir »

Pas toujours. N'en déplaise aux idées reçues, une carence en lipides peut également entraîner une prise de poids. Le Corps est une maison en constante rénovation, dont toutes les cellules sont constituées d'acides gras. Sans briques de matière première, les ouvriers (énergie glucidique et lipidique) s'accumulent, sans pouvoir travailler. Autrement dit, sans cet apport en lipides, le Corps stocke l'énergie perçue en attendant de percevoir le matériau de construction.

Maigrir, c'est perdre de la masse grasse au profit de la masse musculaire et diminuer ainsi le volume corporel. En bref : c'est changer de taille de vêtement. Mais comment maigrir si on stocke de l'énergie ? Apporter des lipides alimentaires à votre Corps, c'est lui accorder la possibilité d'augmenter ses dépenses énergétiques pour produire une nouvelle silhouette.

« Manger végétarien est meilleur pour la santé et fait maigrir »

Ce n'est pas toujours vrai et cela ne permet pas forcément de perdre de la masse grasse. Le régime végétarien fait appel à des croyances (parfois religieuses). Si notre consommation ne comprend pas au moins des œufs ou des produits laitiers associés à des céréales ou des légumes secs à chaque repas (complémentarité alimentaire), nous nous exposons a des carences en protéines. Au lieu du résultat escompté, notre Corps ira chercher ces protéines dans nos muscles. Au final, nous aurons moins de muscles !

En conclusion, les aliments qui sont source de nutriments indispensables sont :

- **les produits céréaliers, légumes, fruits, produits sucrés et boissons sucrées ;**
- **les matières grasses et les charcuteries ;**
- **les viandes, poissons œufs et produits laitiers.**

Pour résumer, *tous* les aliments sont source de nutriments, donc toutes les catégories alimentaires participent à la croissance et au maintien de notre organisme. Cela signifie que tous les aliments, sans exception, ont le droit de siéger dans nos assiettes. Et pas plus l'un que l'autre. Il n'existe pas de bons ni de mauvais aliments.

QUATRIÈME PARTIE

La liberté alimentaire, comment ça marche ?

Liberté alimentaire : mythe ou réalité ?

Ces libres-mangeurs qui nous fascinent...

Des personnes qui consomment de tout, qui mangent tout ce qu'elles veulent, sans jamais prendre de poids... Impossible ? Réfléchissez, vous en avez forcément déjà rencontré. Sans doute même vous ont-elles profondément agacé... Ces personnes, on les appelle des « libres-mangeurs ». La prochaine fois que vous en croiserez un, observez-le bien. Le libre-mangeur, comme son nom l'indique, ne s'embarrasse pas de contraintes. Sa liberté : il l'assume. Ainsi, il lui arrive d'exprimer verbalement sa sensation de faim avant de passer à table. Il choisit ensuite son menu sans penser, sans jugement ni culpabilité. Il semble n'être influencé par rien d'autre que sa seule envie alimentaire. Lorsqu'il arrive à satiété, assiette terminée ou non, il s'arrête, quelques que soient les circonstances. Qu'il soit invité à déjeuner dimanche chez ses beaux-parents ou en train de ripailler entre amis à un dîner de fête. Et pour cause : il sait parfaitement que s'il continue de consommer, même s'il s'agit de terminer son dessert préféré, il en ressentira un vif déplaisir. Le libre-mangeur exprime avec aisance ses besoins nutritionnels en société. *« Non, merci, c'était délicieux !* » Centré sur ses sensations de Corps et son plaisir de saveur alimentaire, il les revendique ouvertement. Il ne pense pas, il profite !

Liberté alimentaire ou liberté du Corps

On parle ainsi de liberté alimentaire quand l'aliment consommé n'a aucune autre fonction que celle de répondre aux besoins du Corps. Il ne fait donc office ni de calmant, de médaille, de punition ni d'objet de satisfaction pour autrui (*« je l'ai mangé pour faire plaisir aux autres »*).

Alors que les croyances, les « logiques nutritionnelles » et autres considérations sur le « diététiquement correct », justifiées ou non, ont tendance à perturber la spontanéité et donc la liberté du comportement alimentaire, elles n'ont aucune emprise sur ces libres-mangeurs. Leur estime de soi et leur affirmation de soi sont tout à fait équilibrées.

Caractérisée par l'absence de culpabilité, cette liberté alimentaire est synonyme d'une relation alimentaire paisible. Se nourrir devient un acte plaisant, dénué de stratégies d'évitement, d'éloignement, de compensation, de pensée dichotomique (le « tout ou rien »), d'ajustement ou d'effet calmant. Manger répond à un ressenti exprimé naturellement : *« Ah, que c'est bon de manger quand on a faim ! »* Un libre-mangeur réduit, en somme, l'aliment à sa fonction première, celle d'apporter au Corps les nutriments dont il a besoin, et ceci à une calorie près.

CHAPITRE 1

Un apprentissage conditionné ?

Comment définir un comportement alimentaire ?

Le comportement alimentaire est un enchaînement de conduites qui répondent à différents stimuli du Corps afin de lui apporter les nutriments nécessaires au développement et au maintien des fonctions corporelles et psychiques. Cet ensemble de pensées et d'actions est traversé par des valeurs culturelles, sociales, affectives, éducatives, physiologiques, digestives et métaboliques, qui s'expriment par le biais de diverses stratégies, conscientes ou inconscientes. Difficile, donc, définir de façon exhaustive un comportement en général.

En outre, un comportement ne se limite pas aux aspects quantitatifs et qualitatifs de la nourriture absorbée : il inclut également sa recherche et son appropriation, les rythmes et les conditions d'environnement qui les accompagnent et les phénomènes post-ingestifs qui les suivent (chacun pouvant faire l'objet d'un trouble).

Pour schématiser, on peut dire que le comportement alimentaire semble répondre chez l'Homme à un triple besoin :

- besoins du Corps : apport en nutriments, source d'énergie et de matière première, qui participent à sa croissance, son maintien et sa régulation ;

- besoins de Tête : le plaisir, qu'il soit affectif, émotionnel ou sensoriel ;
- besoin d'Être : la symbolique psychologique, relationnelle et culturelle de l'acte alimentaire, lien identitaire et social.

Ainsi, comme n'importe quel comportement, le comportement alimentaire résulte de la confrontation à un mal-être (sensation de faim) et de la recherche d'un mieux-être (le plaisir de saveur). Lorsque le mieux-être disparaît (rassasiement et satiété), le comportement prend fin... quand il est libre.

Comment apprend-on à manger ?

Tout apprentissage relève d'un conditionnement, volontaire ou non, qui s'élabore par la répétition d'un acte conscient ou inconscient. L'acte de s'alimenter, lui, répond tout d'abord à un apprentissage sensoriel : *« j'ai faim, donc je mange. »* Ce réflexe spontané s'acquiert par la multiplicité d'expériences mémorisées par le Corps. Celui-ci se souvient, par exemple, que l'ingestion de viande lui apporte des protéines et le traduit ensuite, en cas de besoin de protéines, par un « appétit spécifique », c'est-à-dire une demande de couverture de besoins métaboliques précis. Du point de vue de la Tête, le système de pensée réflexe exprime alors que *« c'est vital de manger de la viande »*.

Comme dans tout apprentissage, le comportement alimentaire est également modélisé par le mimétisme parental et l'environnement conditionné dans lequel grandit l'individu.

Comment naît notre comportement alimentaire ?

Il naît en deux étapes. La première est la dépendance : celle du nourrisson vis-à-vis de l'adulte nourricier. Il ne choisit pas ses apports et compte sur sa propre appréciation de ses besoins physiologiques et affectifs. Son comportement alimentaire est d'ordre corporel : au phénomène sensoriel (sensation d'inconfort comme la faim et la soif, perception des saveurs...) sont associées des actions (les pleurs, la succion...) et des réactions affectives relationnelles (via l'adulte nourricier qui le nourrit). Le nourrisson éprouve alors ses premiers désirs et plaisirs.

La deuxième étape est l'autonomie. Le nourrisson mémorise ses appétits spécifiques et la disponibilité des aliments (leur localisation) pour relier le désir (le choix) à l'action qui consiste à prendre l'aliment. En pointant du doigt le placard où est rangé le chocolat au lait, le bébé affirme ainsi son identité indépendante de la mère : il sait choisir, voir... il veut ! Le « non » apparaît. Le comportement alimentaire devient ainsi un enjeu identitaire et symbolique.

Comment notre comportement alimentaire se dérègle-t-il ?

Les facteurs socioculturels et familiaux

Les facteurs socioculturels sont fonction de notre environnement. La France n'a pas les mêmes traditions culinaires, ni les mêmes rites alimentaires que d'autres pays européens. Ces traditions sont notamment transmises au sein de la famille : fêtes d'anniversaire, fêtes religieuses et autres rituels comme le déjeuner du dimanche ou les dîners au quotidien. Ces pratiques régulières influencent le réglage de la durée des repas et de la satiété (entre les repas), le nombre de repas par jour, ainsi que les rites correspondant aux différents repas communs : un déjeuner seul avec sa maman ne répond pas aux mêmes normes que le dîner du soir avec le père et le reste de la fratrie. Nous apprenons ainsi à respecter les règles sociales (heures de repas, politesse), mais aussi à nous adapter aux imprévus familiaux ou personnels qui viennent modifier les rituels (retard du repas, changement de menu, etc.). Le Corps apprend à détecter les signaux liés à ses besoins et à les anticiper pour répondre à son statut physiologique.

Cet apprentissage alimentaire de la petite enfance conditionne tout le comportement alimentaire de l'adulte. On peut noter la corrélation entre cet apprentissage et la construction d'un idéal corporel selon des critères issus de notre bagage familial (environnement affectif, appréciations des adultes, etc.). La perception de l'image qui plairait « à papa » ou « à maman » conditionne la perception de notre propre image en général, et donc de notre comportement alimentaire futur.

Les facteurs psychoaffectifs

Le statut de la Tête, ce qu'elle ressent, ses émotions, ses humeurs, son stress et ses angoisses conditionnent son comportement alimentaire *(voir parties 1 et 2)*. Ces facteurs peuvent même interagir sur la perception du plaisir de saveur. L'enfant mémorise très jeune que tel aliment a plus que tel autre un effet apaisant. Il anticipe ainsi le plaisir lié aux aliments « doudou ». L'envie apparaît, avec son lot de souffrances comme la culpabilité, la frustration et la sous-estimation de soi.

Manque d'affect

Différentes études montre que chez l'animal, un petit nourri sans adulte et sans contact corporel développe des conduites alimentaires déviantes. Sachez que même un chat peut être anorexique ! Quelle surprise quand une amie m'a demandé de garder son chat en me disant : *« tu peux la prendre pour le week-end ? Tu sauras peut-être y faire avec elle, elle est anorexique ! Elle ne consomme qu'un tiers de boîte de thon au naturel, de cette marque, à condition que tu lui donnes selon ses habitudes. »* Cette chatte avait été abandonnée dès sa naissance.

Il en va de même chez l'être humain…

Messages contradictoires

Un apprentissage par « ambivalence » crée des peurs en contrariant les perceptions naturelles du Corps. Si celui-ci exprime *« les gâteaux, c'est bon en bouche »* et que son environnement lui répond *« pas bon, ça fait grossir »*, l'individu en conclura tout naturellement que *« ce qui est bon n'est pas bien »* et que *« ma perception de mes besoins est mauvaise. Donc je m'en remets à mon environnement. »* Cette ambivalence peut engendrer un danger alimentaire mais aussi une sous-estimation de soi : *« Je fais confiance en mon environnement (les autres, donc), plus qu'en moi ! »*

La tension ainsi créée fait de l'aliment une source de liberté, de plaisir et de jouissance, mais aussi d'autocontrôle ou d'autocensure : il est conforme, ou non, à un certain idéal esthétique et de bonne santé, graal fantasmé de la performance dans notre société. Cette contradiction est un véritable « bug », à même de dérégler tout comportement alimentaire jusque-là libre.

CHAPITRE 2

Comment se régule notre comportement alimentaire ?

La prise alimentaire est régulée par des comportements, des sensations telles que la faim, l'appétit et des expériences comme la satiété. Des signaux internes (métaboliques, neuroendocriniens, périphériques et centraux) interviennent pour déclencher ou interrompre ces différentes opérations qui subissent également l'influence de facteurs externes et de déterminants psychologiques individuels et sociaux.

Les signaux de régulation

Ils ne sont pas proportionnels à la masse adipeuse ni à la taille de l'estomac (encore une fausse croyance !), mais directement liés à la prise alimentaire. Ces signaux portent des informations sensorielles, digestives, neurales et métaboliques, élaborées au moment du repas, de la digestion, puis de la métabolisation des nutriments.

– les signaux sensoriels : perception de la faim et du plaisir de saveur ;
– les signaux digestifs : distension gastrique et sécrétion d'hormones spécifiques qui réduisent la prise alimentaire.

Après leur passage dans l'intestin, la métabolisation des nutriments informe le cerveau du niveau nutritionnel atteint. Voilà pourquoi il est important de prendre son temps et de profiter de l'instant de plaisir ressenti afin d'optimiser la régulation comportementale. Ces signaux influent également sur la durée de la prise alimentaire, sur la gestion de la satiété et sur le rassasiement du repas suivant. La régulation des apports nutritionnels est alors parfaite et se suffit à elle-même pour prévoir la qualité et quantité des repas suivants.

Les signaux de régulation perçus à moyen et long terme restent la faim, le plaisir alimentaire et la satiété. Pourquoi ne pas essayer de vous y fier ? Pourquoi ne pas faire confiance à votre Corps ?

Le cerveau pilote

Pour répondre à une calorie près à ses besoins, le cerveau, et plus spécifiquement l'hypothalamus, utilise un système très perfectionné axé autour de multiples mécanismes. Au niveau du système nerveux central, les neurones hypothalamiques régulent la sensation de faim ou de satiété en fonction des informations qui lui sont envoyées par les voies nerveuses et hormonales. Ces régulations physiologiques sont dépendantes de facteurs modulateurs psychologiques, sociaux et environnementaux.

Rôle de notre hypothalamus

À court terme, les stimuli sont intercérébraux (besoin de réconfort, pensées restrictives...) et digestifs. La réponse à ces stimuli est de nature nutritionnelle (fonction de la composition du bol alimentaire), motrice (vidange gastrique) et neurosensorielle.

À moyen terme, l'hypothalamus est aux commandes de la régulation. Sensible aux informations apportées par des signaux d'adiposité (leptine, insuline) et des signaux gastriques (la ghréline), il exprime la régulation neuronale par deux couples neuronaux. D'une part la paire à neuropeptide Y (NPY) et AGRP, deux puissants stimulants de la prise alimentaire. D'autre part ses neurones précurseurs MSH et CART, anorexigènes de la famille de la cocaïne et de l'amphétamine. D'où le « shoot de la perte de poids » !

L'hypothalamus est donc impliqué dans la régulation de la faim et de la satiété, dans l'harmonisation des apports et des besoins (homéostasie) énergétiques, mais aussi dans la perception hédonique du comportement alimentaire.

Les phases de la prise alimentaire

Théâtre de nos émotions et de nos croyances, ce fameux Corps a aussi besoin d'être nourri. La prise alimentaire se décompose en plusieurs phases : avant, pendant et après le repas.

La phase avant le repas

Déclenchée par la sensation de faim, elle se caractérise par l'éveil d'envies alimentaires spécifiques, mais aussi par la recherche, l'appropriation, le « stockage » et la préparation des aliments.

La phase pendant le repas

80 % des calories sont ingérées lors des premières minutes du repas. Puis, ce rythme rapide se ralentit : les signaux de satiété arrivent, en moyenne, seulement 20 minutes après les premières bouchées.

Cette phase est régulée par des facteurs sensoriels perçus : aspect, goût, odeur et textures. Ces qualités organoleptiques modulent ainsi la prise quantitative et provoquent la satiété. Le Corps associe les combinaisons de couleurs, de saveurs, de textures et d'arômes avec des apports spécifiques en protéines, glucides, lipides, vitamines, fibres, etc.

Si la sensation de faim ressentie se traduit par un appétit pour un aliment spécifique, elle signifie que le Corps a besoin « maintenant » du nutriment précis contenu dans l'aliment indiqué. Cette sensation se manifeste comme un sentiment d'envie. Une fois l'aliment ingéré, les papilles gustatives confirment à la Tête que les choix correspondent à ses besoins du moment par le langage du plaisir gustatif.

C'est pour cette raison que, lorsqu'on est adulte, nous mangeons à l'heure exprimée par le Corps : les aliments demandés par la Tête sont en réalité réclamés par le Corps.

Pour éprouver un réel plaisir gustatif, il est important de goûter ce que l'on consomme.

La phase d'arrêt de la prise alimentaire

Quand et comment s'arrête la prise alimentaire ? Une fois que le Corps a été nourri, autrement dit, une fois qu'il a récupéré, à partir de la source alimentaire, les matières premières et l'énergie indispensables à sa survie, à son entretien et à sa croissance, il envoie un message de satiété pour dire « stop ». Il le fait en fermant les papilles gustatives, appelées également bourgeons du goût. La perception gustative est inhibée et le plaisir gustatif de saveur, réduit à néant. La Tête traduit l'arrêt du plaisir par un message comportemental de démotivation : la préhension de l'aliment n'est plus stimulée. Les mains regroupent alors les couverts dans l'assiette, symbole social de rassasiement. Si le Corps a besoin d'autres nutriments, il va à nouveau en informer la Tête, laquelle exprimera alors une autre envie spécifique en ciblant une autre catégorie alimentaire.

Voilà pourquoi il est naturel d'avoir des envies de viande (protéines), puis de fromage (calcium et vitamine D), puis de produits sucrés (glucides et minéraux).

La phase post-ingestive ou d'après repas

En cas de trop-plein, votre Corps travaille plus qu'il ne le souhaite. Il le fait savoir par une sensation d'inconfort (ballonnement gastrique, etc.).Un effet de somnolence peut apparaître par la suite, car le Corps ne peut pas tout faire à la fois : il concentre donc ses efforts sur la seule digestion, opération très coûteuse en énergie.

La durée de la période de satiété dépend des apports alimentaires. Ainsi, le Corps sait ce qu'il a ingéré à une calorie près : lui seul décide d'y mettre fin.

Ces opérations d'initiation, de poursuite et d'interruption de la prise alimentaire induisent des comportements, sensations et expériences subjectives telles que la faim, l'appétit et la satiété. Elles sont déclenchées ou interrompues par des signaux internes (métaboliques, neuroendocriniens, périphériques et centraux) et des facteurs externes, les déterminants psychologiques individuels et sociaux. Chez l'individu « en bonne santé », ces divers facteurs s'intègrent harmonieusement et aboutissent à une liberté alimentaire.

Homéostasie : l'harmonie du Corps

L'être humain, comme tout organisme vivant, est régi par des règles physiologiques très précises. Ainsi, pour mener une vie indépendante, le Corps doit maintenir la constance de certains paramètres de son milieu intérieur. C'est ce phénomène que l'on appelle l'homéostasie.

Le comportement alimentaire, comme la plupart des processus physiologiques vitaux, obéit au principe général d'homéostasie. L'homéostasie énergétique, qui vise à assurer une situation d'équilibre énergétique, constitue ainsi le principal facteur de régulation du comportement alimentaire. Elle assure également la régulation de la dépense énergétique, mais de façon coordonnée et schématiquement opposée.

Le caractère régulé du niveau des réserves énergétiques et donc du niveau de la masse grasse a été mis en évidence par de nombreuses expériences, qui ont montré qu'après une restriction énergétique la réponse normale est d'augmenter l'apport alimentaire. À l'opposé, si la masse grasse est augmentée par une période de suralimentation forcée, une diminution compensatoire de la prise alimentaire survient naturellement, jusqu'à restauration du niveau antérieur de la masse grasse.

Le niveau des réserves énergétiques varie mais reste stable sur le long terme. En revanche, il diffère selon les individus.

La prise alimentaire est le versant comportemental de la régulation des réserves d'énergie et de nutriments dans l'organisme. Des mécanismes physiologiques complexes permettent de digérer, utiliser et stocker les nutriments. L'organisme utilise en continu des sources d'énergie, des acides aminés et du glucose pour maintenir son harmonie constante.

L'homéostasie reflète l'harmonie des apports alimentaires : c'est l'ensemble des déséquilibres qui forme un équilibre en harmonie avec les besoins.

Les autres paramètres de l'homéostasie

Tous les paramètres ne sont pas compris ou même connus. Néanmoins, nous savons que les besoins en oxygène, liquide et énergie sont continus :

- la respiration s'effectue constamment (sans interruption), il n'est donc pas nécessaire de constituer des réserves d'oxygène ;
- l'organisme perd ses liquides corporels continuellement (par la respiration et la transpiration), le rein filtre les liquides et produit une urine plus ou moins concentrée. Les réserves liquidiennes de l'organisme sont très importantes : près de 70 % du poids corporel. Lorsque le niveau d'hydratation diminue, le Corps produit des hormones antidiurétiques en corrélation avec la baisse de la pression artérielle. Les réserves en eau, malgré leur importance, ne sont que de quelques jours. Par conséquent, le comportement dipsique (soif) doit être mobilisé fréquemment afin de se renouveler de manière adéquate ;
- la température du corps est également un paramètre de l'homéostasie.

La faim : une demande du Corps

Comment définir la faim ?

Épicure, pour qui les sensations de faim et de soif exprimaient des désirs naturels et nécessaires, à satisfaire obligatoirement sous peine de mourir, professait le conseil suivant : *« Boire et manger pour restaurer l'harmonie qui fait défaut, pas au-delà. »*

Du point de vue de notre conscience, la faim est un état physiologique anxiogène. Elle module ainsi le système de régulation de la perception de notre plaisir.

Nous mangeons en réponse à la sensation de faim. Il s'agit de la raison la plus simple et la plus vraie biologiquement. À la différence de l'envie de manger sans faim, cette expression corporelle implique un inconfort qui provoque l'acte de se nourrir : elle répond à un besoin physiologique en énergie et en matière première. L'objectif du Corps est de maintenir ainsi ses fonctions cérébrales, cardiaques, respiratoires, musculaires… Bref, de vivre.

La faim est donc une sensation corporelle, pas une idée. N'en déplaise à une croyance persistance, déduite de la logique conditionnée : *« Je dois avoir faim parce que je n'ai pas mangé depuis ce midi. »* Or, le Corps ne connaît pas le « je dois », le « il faut que » ou encore le « parce que ». Il exprime ses besoins par un état sensoriel et non cognitif. On considère comme signe d'une « faim normale » tout « besoin » ressenti physiquement, tel un « creux à l'estomac », exprimé en sus d'un geste évocateur (la main se pose sur l'estomac), voire d'irritabilité.

Par la faim, le Corps indique également à la Tête le moment et l'heure à laquelle il a besoin de manger. Son intensité varie en fonction du temps écoulé entre la demande corporelle et le passage à l'acte. La faim joue alors le rôle d'une alarme qui indique un besoin immédiat de remettre de l'essence sous peine de tomber en panne.

Le Corps a faim non pas parce qu'il n'a pas mangé depuis 4 heures, mais par réaction à une légère déplétion glycémique indiquée par l'hypothalamus. Ses besoins nutritionnels diffèrent quotidiennement en fonction de la différence de vécu et du vieillissement constant de votre Corps.

En l'absence de pathologies associées, le Corps exprime ses besoins jusqu'à ce qu'il obtienne gain de cause. Cette demande peut être découpée en trois phases :

Phase 1 : faim modérée

Le Corps indique par un léger inconfort son besoin immédiat. Il chuchote. Puis il se tait. Silencieux, il engage la procédure d'optimisation des stocks : il limite toute dépense qui lui semble inutile, en commençant par stopper la sensation d'inconfort. Car l'expression corporelle a un coût en matière première et énergie. À quoi bon effectuer ces dépenses si la Tête ne l'écoute pas ? L'investissement étant peu rentable, il cesse d'émettre cette sensation.

La Tête pense alors avoir gagné le « combat contre la faim » : *« J'ai faim mais je lutte facilement. Je maigris ! »* C'est tout le contraire. En réalité, c'est le Corps qui s'adapte en commençant sa résistance à la perte de poids : il stocke !

Phase 2 : faim moyenne

Deuxième tentative. Le Corps s'exprime plus clairement. La sensation d'inconfort se transforme en vrai creux dans l'estomac. La sensation dure moins longtemps mais son intensité s'accroît.

Si la Tête continue de résister, parce qu'elle n'a pas le temps ou qu'elle est trop concentrée sur son travail pour l'écouter, le Corps poursuit sa stratégie d'adaptation pour assurer sa survie.

Phase 3 : faim intense

Cette fois, le Corps crie son besoin. Une obsession alimentaire s'impose à la Tête et s'accompagne le plus souvent d'une irritabilité. Le passage à l'acte est immédiat, brutal, voire compulsif.

Le Corps nous oriente vers des aliments concentrés en calories et accélère le rythme de la prise alimentaire. Sa stratégie est claire : ingérer en un temps court le plus de nutriments et d'énergie possible avant que le rassasiement laisse ressentir un inconfort. Son objectif est d'obtenir un léger dépassement entre ses besoins réels et ses apports. Ce surplus va lui permettre de constituer des réserves qui lui permettront de tenir lors des prochaines famines imposées par la Tête.

La faim, donc, ne quantifie pas les besoins nutritionnels.

Qu'est-ce que la peur d'avoir faim ?

Pour certains, « avoir faim » signifie « ne pas tenir ». Ceux-là ne tiennent pas compte de leurs sensations et préfèrent manger au-delà de leur ressenti pour mettre en réserve, stocker afin de se prémunir contre le manque futur : c'est la peur d'avoir faim.

- **Penser que l'on a « logiquement faim » traduit-il une envie de manger sans besoin physiologique ?**
- **Êtes-vous traversé par des pensées déculpabilisantes *(« J'ai le droit de manger parce que c'est l'heure »)* ? Des pensées rassurantes *(« Je mange pour éviter d'avoir faim plus tard »)* ?**
- **Distinguez-vous vos besoins de Tête de vos besoins de Corps ?**

Le besoin de Tête dévie le comportement alimentaire de sa fonction initiale, celle de répondre aux besoins physiologiques. Pour savoir si vous avez faim, ne pensez pas, ressentez-vous !

Bon appétit !

Comment définir l'appétit ?

L'appétit se distingue de la faim. Il correspond à l'envie de manger un aliment ou un groupe d'aliments précis dont on attend une satisfaction, un plaisir de saveur. L'appétit répond à la question « Qu'est-ce que je veux manger ? » Cette question se manifeste par des signaux corporels, lesquels guident la sélection des aliments et des nutriments.

L'appétit se distingue également de l'envie de manger sans faim. Celle-ci répond à un besoin de Tête alors que l'appétit répond à celui du Corps.

Sélection alimentaire : le Corps sait… plus que la Tête !

La sélection alimentaire : un comportement acquis ?

L'homme, comme tous les omnivores, sélectionne ses apports en micro- et macronutriments pour assurer des besoins nutritionnels essentiels. Il existe cependant des appétits spécifiques avec des préférences alimentaires. Certaines personnes penchent plus pour le salé ou plus pour le sucré dans leurs choix alimentaires.

En l'absence même de toute possibilité d'analyse préalable de la composition chimique de la multitude des aliments qui s'offrent à lui, une personne placée dans un environnement donné sélectionne ses aliments de telle sorte que les trois grandes classes de macronutriments représentent une fraction relativement stable des apports énergétiques.

Il est illusoire de penser connaître parfaitement ses besoins alimentaires. Il ne s'agit que d'une projection de notre société du contrôle. Il est nécessaire d'être à l'écoute de la palatabilité des aliments. Et ce sans tomber dans l'excès inverse : l'alimentation exclusivement instinctive prônée par certains gourous notamment s'est révélée inadaptée, se soldant même par quelques drames…

Aujourd'hui, sélectionner et préférer un aliment à un autre relève d'un comportement à la fois inné (besoin physiologique), acquis (éducatif, culturel, croyance alimentaire) et contextuel (événements, émotions). Varier son alimentation est un comportement instinctif provoqué par une sensation physique et un sentiment d'envie alimentaire. *« J'ai faim de viande ! »*

Alors, écoutez-vous et arrêtez de compter les calories ! Il est temps de faire confiance à votre Corps et d'empêcher votre Tête de vouloir le museler.

Envies spécifiques et besoin biologique

Pas besoin d'intellectualiser, de penser, de calculer les compensations possibles : le Corps s'en charge par son propre système d'« adaptation anticipatoire ». Ce mécanisme mémorise les expériences antérieures et permet d'associer les saveurs d'un aliment aux réactions post-ingestives. Ainsi, le Corps est doté du pouvoir d'associer par anticipation l'ensemble des caractéristiques sensorielles à la valeur nutritionnelle de l'aliment.

Une envie de tartiflette en hiver ? En langage corporel, cela signifie que votre Corps a besoin de protéines et de glucides pour combattre le froid. Une envie de salade croquante en été ? Votre Corps s'adapte, encore une fois, à la température ambiante. « *J'ai faim... Je mangerais bien du chocolat* » ? Votre Tête peut exprimer le besoin de votre Corps en magnésium, en glucides... ou en calmant alimentaire.

- **Vous adorez le chocolat ? Essayez d'en consommer matin, midi et soir... Combien de temps allez-vous le faire avec plaisir ?**

De fait, la sensation de plaisir risque de disparaître plus rapidement que vous ne l'imaginez : au bout de 2 ou 3 jours, pour la majorité d'entre nous, et guère plus pour les vrais « accros ». Au contraire, le Corps se met à exprimer du dégoût : pendant quelques temps, on n'apprécie plus du tout le chocolat.

L'apprentissage de la réponse alimentaire

Par l'environnement culturel et l'éducation alimentaire, le Corps a donc découvert et mémorisé toutes les compositions nutritionnelles des aliments, que ce soit sous forme brute (steak, tomate, pâtes, œuf, yaourt nature) ou dans les préparations culinaires (lasagnes, yaourts aux fruits, pâtisseries). L'apprentissage de la réponse alimentaire lui permet ainsi de trouver des protéines, du fer, de l'énergie rapide, des acides gras essentiels. Le Corps est à lui seul une « table des calories » et une « table de composition nutritionnelle ».

Le Corps ne cesse jamais d'apprendre. Quand nous voyageons à l'étranger, nous sommes confronté à des cultures alimentaires différentes et goûtons des aliments nouveaux : notre Corps continue à apprendre et à accroître sa banque de données.

Plus besoin d'apprendre par cœur les tables de calories : faites confiance à votre Corps !

L'adaptation de la composition nutritionnelle au besoin du Corps

À l'approche du cycle menstruel, les femmes, souvent, ont des envies de féculents et de viande rouge. Le Corps exprime ainsi ses besoins qualitatifs en énergie, en fer et en protéines. Sachant qu'un pavé saignant les lui procurera, il prend donc soin de guider le comportement alimentaire pour les ingérer.

La dégustation confirme ensuite l'apport nutritionnel. Voilà pourquoi le Corps est très dépendant de la qualité gustative des aliments, c'est-à-dire de leur palatabilité.

Si notre désir alimentaire correspondant à notre appétit reste inassouvi, notre Corps n'aura de cesse de l'exprimer. De cette insatisfaction naît un sentiment de frustration, qui ne s'apaisera que lorsque nous procurerons à notre Corps l'aliment dont il a besoin.

L'appétit définit les besoins nutritionnels qualitatifs.

CHAPITRE 3

Le plaisir gustatif, un régulateur de quantité

Comment consommer la bonne quantité ?

Encore une fois, vous seul avez la capacité de ressentir quand vous avez faim et à quel moment votre satiété s'installe. Ainsi, bien doser, c'est avant tout choisir des aliments qui vous apportent un plaisir de saveur. Rien à voir, donc, avec le plaisir de texture, que le Corps ne sait pas évaluer puisqu'il y est insensible, voire réfractaire dans le cas de l'aversion alimentaire.

La dégustation des aliments est essentielle : vivre son repas à l'instant présent, se concentrer sur les saveurs. Ce sont elles qui renseignent votre Corps sur la nature et la quantité des aliments ingérés.

Lorsque la perception des goûts s'efface, cela signifie que le Corps est arrivé au point de satiété. En effet, les bourgeons du goût ne font plus passer les messages sensoriels. Nous sommes alors démotivés à continuer : c'est l'arrêt du comportement alimentaire. La sensation « d'être rempli », cette lourdeur parfois ressentie après le repas, signifie que les doses ont été dépassées.

Plus l'aliment consommé s'éloigne du modèle idéal de vos papilles, moins il est rassasiant.

Le goût, un régulateur de quantité

La faim stimule les bourgeons du goût responsables de la perception des saveurs. Lorsque nous avons faim, nous ressentons les saveurs sucrées, amères, acides, salées et astringentes. Quand l'envie de se faire plaisir n'est pas motivée par la faim, ces saveurs ne sont que très faiblement perçues. En outre, un effet de texture, associé à l'idée *«je sais que c'est bon»*, idéalise le plaisir réellement ressenti par la bouche.

Et si vous deveniez un œnologue de l'alimentation ? Goûter les aliments suppose une certaine concentration lors de l'ingestion buccale. Allez-y ! Laissez-vous surprendre : vous verrez que tous les fondants au chocolat ne se ressemblent pas, loin de là... Et ce pour deux raisons :

- tout d'abord, parce que **les qualités organoleptiques** (texture, saveur, couleur, odeur...) sont associées à des images métaboliques. Quand on goûte une tomate, l'organisme en détermine la composition (glucides, vitamines, etc.), puis associe à celle-ci son goût ;
- ensuite, parce que c'est **le plaisir gustatif** qui nous donne le signal d'arrêt : quand il diminue, cela signifie qu'on est rassasié. Si l'on nous propose notre gâteau préféré alors que nous n'avons plus faim, il peut nous arriver de céder à notre envie de le manger. Or, un bon régulateur (une personne qui sait reconnaître ses sensations alimentaires) le gardera spontanément pour son « quatre heures ». Un mauvais régulateur croira, lui, le manger par faim. Il est fort possible que ses sensations aient été déréglées par des régimes. Le Corps est contrôlé par la Tête qui lui souffle qu'il doit manger en fonction de ce qu'il a appris et non de ce qu'il sent, car il n'a plus de repères. Les échecs répétés de ses régimes et les pertes de contrôle ont provoqué chez cette personne un manque total de confiance.

La solution consiste à se recentrer sur ses sensations de Corps pour que la Tête restaure un système d'écoute de ses signaux. À commencer par la sensation de faim.

Rassasiement et satiété

La fin de la consommation alimentaire répond à la sensation de la satiété via le rassasiement.

Le **rassasiement** (aspect dynamique de l'établissement de la satiété) se traduit par un ralentissement de la vitesse d'ingestion, de l'importance et du nombre de bouchées (80 % du volume du repas sont absorbés pendant sa première moitié).

La **satiété** est généralement décrite comme une sensation de disparition du sentiment de faim après le repas et s'assimile au bien-être. Elle peut s'accompagner de manifestations plus ou moins marquées d'assoupissement. Dès le début du repas, le système nerveux reçoit des signaux qui interagissent, appelés « cascade de satiété », pour réguler et stimuler la satiété.

Cette cascade définit une sorte de démotivation à continuer à manger et se traduit par la perte de détection des saveurs et du plaisir de saveurs (alliesthésie). La perception du caractère agréable de l'aliment diminue avec la quantité ingérée. Dans certains troubles du comportement alimentaire ou dans certaines situations métaboliques pathologiques, la satiété ne peut pas être perçue ; ou bien elle l'est, mais n'est pas respectée.

La faim et la satiété peuvent être cotées de différentes manières. Leurs caractéristiques doivent être interprétées en fonction de l'histoire pondérale et nutritionnelle : l'absence de satiété n'a pas la même signification chez un sujet qui présente un déficit pondéral consécutif à une restriction calorique et chez un sujet obèse hyperphage (c'est-à-dire qui présente un comportement boulimique mais sans stratégie de compensation). Dans le premier cas, il s'agit d'une adaptation physiologique au service de la régulation pondérale, dans le second, il peut s'agir d'un trouble du comportement alimentaire.

Certaines personnes ont un sentiment de satiété qui s'exprime de façon décalée par rapport au repas. L'observation de ce décalage nécessite d'apprendre à repérer la portion moyenne que vous consommez habituellement, de l'ingérer et d'attendre quelques minutes, une fois celle-ci terminée, afin de savoir si vous souhaitez poursuivre le repas avec ce plat ou un autre.

La durée de cette période de satiété dépend des apports alimentaires. Ainsi, le Corps sait ce qu'il a ingéré à une calorie près : lui seul décide d'y mettre fin.

La sensation après repas

En cas de trop-plein, votre Corps doit travailler plus qu'il ne le souhaite. Il le fait savoir par une sensation d'inconfort (somnolence après le repas, impression de lourdeur, douleur digestive, ballonnement gastrique), qu'il exprime avec plus ou moins d'intensité en fonction de votre écoute à son égard.

Car le Corps désire que vous vous sentiez bien et que vous soyez dynamique en sortant d'un repas dit « copieux ». Laissez-vous guider par votre plaisir gustatif et non par vos idées. Vous penserez alors : *« C'est bien la première fois que je ne me sens pas comme une barrique après avoir mangé une raclette. Je me suis arrêté l'estomac bien rempli car cela devenait moins bon. Donc je n'ai pas eu de sensation de trop-plein. »*

Vous seul pouvez percevoir vos sensations, vos émotions, vos envies qui vous donneront les « vraies » informations, nécessaires et adaptées à une meilleure alimentation. Faites confiance à votre Corps !

Le plaisir alimentaire

Le plaisir : une réalité physiologique

Le plaisir est le premier régulateur de l'être humain. Il s'exprime dans la récurrence de tous les comportements indispensables à la survie de l'homme et de l'espèce. Cela vaut pour l'acte de manger comme pour l'acte sexuel, nécessaire à la reproduction.

Le centre du plaisir correspond à une zone cérébrale située au-dessus de l'hypothalamus, dans le cerveau. Le Corps exprime le plaisir par ces centres nerveux, ses intermédiaires chimiques (les neurotransmetteurs) et différentes connexions. Cette zone est constituée de matière organique. D'ailleurs, au début du 20e siècle, la lobotomie était utilisée pour enlever, au sens propre, cette zone de plaisir et ainsi « couper « l'envie » au violeur de recommencer : le lobotomisé n'avait tout simplement « plus goût à rien ». Le plaisir est donc bien concret et connecté à toutes les autres fonctions de la Tête !

N'importe quel mouvement de notre environnement est susceptible de stimuler la fonction plaisir : événements de vie, échanges affectifs ou professionnels, activité physique, loisir, contemplation d'une peinture ou d'un beau visage, et même fonctions primaires telles que manger, dormir, se reproduire ou faire un câlin, etc.

En outre, et il s'agit là d'une autre réalité physiologique, nous avons conscience de notre plaisir. Dans notre cerveau, le « centre plaisir » est directement relié à notre « zone de conscience » : *« je sais que je suis ravi. »* Nous sommes donc capables de dire : *« j'aime », « je n'aime pas », « je suis ravi », « je ne suis pas content ».*

Parfois, nous ne savons pas ce qui pourrait nous faire plaisir. Pourquoi ? La réponse, vient, encore une fois, des chercheurs en neurosciences. Le « centre plaisir » est situé dans l'hypothalamus. Or cette zone de notre Tête est inconsciente. Il est donc difficile de prendre conscience de ce qui stimule notre inconscience. C'est pourquoi on associe le plaisir à des actes ou à des choses et non pas à la cause qui a excité notre plaisir. *« Je sais que j'aime le bleu. »* Pourquoi ? *« Je ne sais pas. »*

Toutefois, on peut retrouver les stimuli de notre fonction plaisir/déplaisir par des voies psychanalytiques, en associant à un aliment un souvenir plaisant : c'est l'effet de la madeleine de Proust... ou du dégoût alimentaire.

Le Corps ne fait jamais rien sans intérêt. Le plaisir joue un rôle important pour notre survie. Grace à lui, nous avons envie de continuer, de recommencer puisqu'il associe un bien-être à un acte. Le plaisir est une réalité physiologique et vitale, à la fois pour notre équilibre psychique et notre régulation comportementale et corporelle.

Plaisir de saveur

Le plaisir de saveur est un langage corporel qui détermine la quantité alimentaire. Il répond à la question : « Combien ?

Quelles quantités ? » Un gourmand, c'est-à-dire un amoureux, un chasseur d'arômes, sait répondre à cette question. Sensible à ses sensations, il mange en optimisant l'intensité de la perception de ses papilles gustatives (les bourgeons du goût). Ainsi, il attend d'avoir faim pour déguster l'aliment convoité. Puis, dès que les apports qualitatifs et énergétiques sont atteints, les bourgeons du goût se ferment : le plaisir perçu diminue. Ainsi démotivé, le gourmand cesse sa dégustation. Car au delà de ce plaisir, il risque de ressentir du déplaisir, voire de l'écœurement...

Plaisir de texture

Le plaisir de texture est un langage de Tête et ne correspond donc pas à un besoin de Corps.

Lorsque nous commençons à déguster une pizza avec faim, nous sommes capables, dès les premières bouchées, d'en apprécier les moindres saveurs et même de les critiquer : *« cela manque de sel et de poivre. »* La capacité à identifier l'ingrédient manquant à nos papilles est accrue. La première part est délicieuse, la deuxième est bonne. Puis, peu à peu, le plaisir de saveur disparaît. Si l'on nous demande, à la dernière part, la composition exacte de notre pizza, l'exercice devient plus complexe qu'à la première. Nous ne dégustons plus, nous sommes emportés par le fait de manger et d'avaler. Les saveurs sont indéfinies et, pourtant, nous éprouvons toujours le plaisir de mâcher ou de gober cette pizza. La perception des saveurs a laissé place à celle de la texture. Le plaisir de manger sans faim est donc procuré par le simple fait d'avoir quelque chose en bouche, comme un « doudou alimentaire ».

Ce plaisir de texture est d'autant plus fort que l'aliment est mou et sans saveur marquée. Il est éprouvé en particulier avec des produits céréaliers comme les féculents, le pain (l'effet « tartine ») ou les biscuits sucrés et salés, mais aussi des produits sucrés comme le chocolat et la pâte à tartiner. Il s'exprime lors d'un repas sans fin et sans faim, ainsi qu'à l'occasion de grignotages. L'effet des aliments agit sur la Tête. Mâcher des aliments doux en texture et faibles en saveurs procure un plaisir... de texture. Ce n'est plus la nature de l'aliment qui est source d'un bien-être gustatif, mais le fait de le mâcher.

Qu'est-ce qui dérègle notre « centre du plaisir » ?

La Tête, comme le Corps, peut se dérégler et provoquer des perturbations au niveau de notre « centre du plaisir ». Les dérèglements dépendent du puzzle de vie de chacun. Chaque expérience est une pièce qui définit qui nous sommes à travers la perception de nos émotions ou sensations. Une douleur peut être ressentie très vivement par certains et pas du tout par d'autres. C'est l'intensité de cette perception qui porte en germe le dérèglement du centre du plaisir.

La dépression mentale

Cette pathologie mentale est certainement la « pathologie du plaisir » la plus courante :

> *« Je n'ai plus le goût de vivre, rien ne me fait plaisir, je n'arrive même plus à me lever le matin. Cela fait 3 jours que je n'ai pas pris de douche. Je sais qu'il faut que je me lève, je m'habille pour sortir, mais je n'en n'ai pas envie. De toute façon, même sortir ne me procure aucun bien-être. »*

Dans ce cas, le centre du plaisir est « arrêté » à cause d'un désordre chimique. Il est alors bien compliqué d'agir, et ce même pour les gestes les plus simples de la vie quotidienne. L'inhibition du plaisir paralyse.

Un événement de vie

Un événement de vie, comme un deuil, peut « assommer » le centre du plaisir. La douleur, également reliée à cette zone hypothalamique, agit alors comme une « massue ». C'est pourquoi en cas de « coup de blues », de « mauvaise nouvelle », de douleur physique ou morale, le centre du plaisir cesse de fonctionner pour un instant, voire quelques semaines ou quelques mois !

Les « calmants alimentaires » et les drogues agissent de la même façon : ils assomment. Des sécrétions morphiniques mettent cette zone de douleur en veilleuse, laissant le plaisir s'exprimer. *« J'ai soulagé mon chagrin en vidant ma cave à vin ! »* Les drogues, qu'elles soient chimiques, alcooliques ou alimentaires, jouent le rôle de régulateur, à la place naturelle du Corps. Quand l'effet s'estompe, la douleur revient et cela peut être le début du cercle vicieux de la dépendance.

Alors, que faire ? Accepter d'avoir mal. Une fois le deuil passé, le centre de la douleur « s'éteindra » et celui du plaisir « se rallumera ».

La douleur, c'est comme le plaisir : naturel et vital !

Conclusion

Notre relation alimentaire, émanation directe de notre cerveau, fait intervenir de nombreux paramètres extérieurs (lien social, organisation sociale des repas, aliments à disposition, etc.). Or, ce sont autant de facteurs qui peuvent la détourner de sa fonction initiale pour répondre à d'autres besoins. Ce n'est qu'avec une pleine conscience de nos besoins, de nos sensations et de notre fonctionnement psychique que nous pouvons garder le sens de notre relation alimentaire, afin qu'elle soit sereine et qu'elle s'inscrive dans un équilibre plus global.

- **Comment est structurée votre relation alimentaire ? Quels sont les ingrédients qui, chez vous, viennent la pimenter ?**
- **En dehors de vos pensées, émotions, croyances et autres contraintes, vous reste-t-il de la place, lorsque vous mangez, pour que vous soyez dans votre assiette ?**

CINQUIÈME PARTIE

Votre nouveau comportement alimentaire

CHAPITRE 1

Comment va se dérouler votre suivi ?

L'assiette est un lieu à haut risque, à la fois conflictuel et aliénant. S'y retrouvent, pêle-mêle, vos croyances, vos émotions, votre histoire, vos sentiments, vos goûts, vos préférences, vos addictions, etc. Leur façon de se mélanger peut donner naissance à votre liberté alimentaire, ou, au contraire, produire une relation alimentaire conflictuelle. Cette dernière implique le Corps et la Tête : autrement dit, l'alimentation et vous.

Or, de la même façon qu'il est difficile de nouer une relation paisible avec quelqu'un que l'on n'aime pas, il n'est pas plus évident de maintenir une relation alimentaire sereine quand on ne s'aime pas, soi ou son Corps. Ceci explique pour une large part les échecs des régimes amaigrissants. Le seul mot « régime » sous-entend un combat : un contrôle illusoire de son Corps. Et quand le régime produit l'effet escompté, les bénéfices sont de courte durée.

Et vous, souffrez-vous d'une relation alimentaire conflictuelle ? Êtes-vous envahi d'interrogations obsédantes dès qu'arrive l'heure du repas ? Votre conduite est-elle addictive ? Si je vous dis : *« Je suis addict au sucre ! »*, *« dès que je suis stressé, je mange »* ou *« quand je mange, c'est le seul moment ou je suis tranquille ! »*, est-ce que vous vous sentez concerné ? Cherchez-vous à retrouver la paix intérieure ? Si oui, je vais vous aider à regarder au bon endroit :

pas uniquement au fond de votre assiette, mais dans vos sentiments, vos idées associées et vos sensations réelles. Nous allons observer, ensemble, votre relation alimentaire et l'appréhender comme un simple symptôme de votre mal-être. Puis, seul ou accompagné par un professionnel, vous pourrez remonter jusqu'à la source. Cela pourra vous apaiser et vous amener à retrouver une relation alimentaire plus libre : votre liberté alimentaire.

Ce suivi n'a pas la prétention de se substituer à des consultations aussi bien avec un nutritionniste spécialisé en comportement alimentaire (et non en régime) qu'avec un thérapeute associé. Il vous propose simplement d'explorer quelques pistes d'auto-analyse, pour que vous puissiez commencer à agir, pour que vous touchiez du doigt cette liberté alimentaire à laquelle vous aspirez.

Par le biais d'un suivi comportemental alimentaire associé aux principes de la pleine conscience, je vous invite ici à essayer de modifier votre comportement alimentaire, en vous guidant pas à pas tout au long de votre démarche. Pour vous, il ne s'agit pas seulement de retrouver votre équilibre, mais également de redécouvrir votre harmonie de plaisir de vie. De retrouver, en somme, votre Corps en toute liberté !

Comment va se dérouler votre suivi comportemental alimentaire associé aux principes de la pleine conscience ?

Ce que je vous propose, c'est ni plus ni moins qu'un « sevrage alimentaire ». Il s'agit avant tout de vous libérer des croyances qui vous emprisonnent. Pour que vous puissiez partir à la découverte des besoins de votre Corps et vous écouter à l'instant présent. Pour que vous fassiez la paix avec votre assiette et que vous viviez, enfin, vos plaisirs culinaires sans culpabilité.

Pour commencer, nous allons étudier, ensemble, les différentes facettes de **votre relation alimentaire**. Il s'agira de répondre aux questions suivantes :

– quelle est votre relation alimentaire ?

– comment s'est-elle construite ?

- votre comportement alimentaire suit-il des règles que vous avez instaurées ?
- comment choisissez-vous vos aliments ?
- quelle fonction a pour vous votre alimentation ? Celle de se nourrir, de se calmer, de s'occuper... ?
- êtes-vous dépendant de cette relation alimentaire ?
- si vous faites un régime, à quel besoin répond-il ? Est-ce que cela marche ?

Puis, je vous accompagnerai dans la découverte de vos sensations corporelles pour **réapprendre à écouter votre Corps** en lui redonnant les rênes ! Dans le même temps, nous analyserons votre relation émotionnelle alimentaire, ce récurrent « *quand je stresse, je mange !* ». Nous tenterons ainsi de couper le lien aliment-doudou. L'objectif sera de goûter à la vie à l'instant présent grâce à des exercices de pleine conscience.

Comment créer votre carnet alimentaire ?

Cette cinquième partie, « Votre nouveau comportement alimentaire », comprend un carnet de bord. Il est votre support d'essais, d'expériences et de vidange émotionnelle : à chacun le sien ! Ainsi, vous pourrez y reproduire et personnaliser les tableaux vus dans ce livre (dans lesquels vous pouvez bien sûr directement écrire), vous y livrer à des expériences nutritionnelles et autres exercices de pleine conscience, mais aussi lui confier votre ras-le bol, vos doutes et toutes les observations qui vous passeront par l'esprit. Ce cahier, à glisser dans votre sac, vous accompagnera au quotidien un peu comme un journal intime, en somme, où vous avez tous les droits : celui d'écrire tout ce qui vous passe par la tête, y compris les notes codées, celui de remplir les tableaux, ou non, celui de commencer une partie, d'en sauter une ou de revenir à une autre, celui de vous arrêter en cours de route et de prendre le temps de la réflexion toutes les fois qu'il le faudra. Vous avez aussi le droit de ne rien écrire du tout. Et même celui de ne pas essayer les expériences que je vais vous proposer !

Ce carnet est à n'ouvrir devant une tierce personne sous aucun prétexte ! L'important, c'est que vous puissiez vous y exprimer en toute liberté. Libre à vous, certes, de parler du livre à votre entourage si vous en ressentez le besoin – ou au contraire, de n'en rien à dire à personne. Mais vos écrits, eux, relèvent de votre intimité : ils ne concernent personne d'autre que vous. Ici, personne ne vous jugera.

Ce carnet est un outil d'auto-observation. Il vous permettra d'observer en détail votre relation alimentaire conflictuelle et d'établir des liens plus clairs avec vos pensées et vos émotions. Ainsi, vous réaliserez peut-être que vos apports alimentaires sont, comme c'est souvent le cas, fonction de vos besoins de Tête et non de vos besoins de Corps.

Écrire est une démarche compliquée, qui peut s'avérer éprouvante. Le fait de coucher noir sur blanc vos angoisses les plus profondes, tout comme les faits qui vous semblent a priori anodins, risque de vous confronter à une réalité cruelle. Ainsi, votre carnet de bord pourra se révéler une véritable « machine à claques ». Sachez qu'une fois vos difficultés formalisées, il vous sera, dans un premier temps, sans doute difficile et douloureux de les accepter...

Mais n'oubliez jamais que le premier objectif de cet outil, c'est *essayer*. Essayons, donc... Tout d'abord, achetez un carnet. Faites-vous plaisir, choisissez-en un joli ! Et prenez-en un grand : vous valez au moins ça !

Donc, achetez un grand et joli carnet, parce que vous le *méritez*. N'oubliez pas : ce carnet sera ce que vous y mettrez.

Véritable compagnon de route dans cette quête de liberté alimentaire et de mieux-être corporel, il est là pour vous rassurer. Si vous préférez utiliser un ordinateur, utilisez votre carnet comme modèle : le principal, c'est que ce soit confortable pour vous. Vous n'oublierez pas, néanmoins, de coder l'accès au fichier numérique et d'en faire une copie...

Quel temps désirez-vous y consacrer ?

Le temps est l'un des premiers obstacles que l'on met sur son chemin : *« Je n'aurai pas assez de temps, je suis trop occupé, j'ai de multiples activités, je ne peux pas faire plus.* » Pourtant, vous vous apercevrez progressivement que plus vous trouverez le temps de vous consacrer à cette aventure, plus celle-ci deviendra positive, nécessaire, intéressante. Plus encore, même, vous apportera-t-elle l'énergie et le ressort pour le reste !

Pour être sûr de trouver ce temps, vous devriez vous fixer une sorte de cadre horaire. Je vous conseille deux options.

Première possibilité : vous emportez ce livre et votre cahier d'exercices partout où vous allez et faites feu de tout bois. Autrement dit, vous profitez de tout ce que vous vivez et partez du principe que le moindre événement mérite qu'on s'y intéresse. Une sensation de faim apparaît ? Vous goûtez un aliment en oubliant l'effet qu'il procure pour découvrir sa vraie saveur ? Vous pensez à un plat en pleine réunion ? Vous assumez de ressentir une émotion positive en ingérant un aliment que vous vous interdisez ? A contrario, vous ne pouvez vous arrêter de manger alors même qu'au fond de vous, vous pensez que ce repas n'en finit plus ? Toutes ces informations, vous les jetez dans votre cahier au fur et mesure, pour une réflexion continue.

Seconde possibilité : vous décidez de consacrer quotidiennement à votre journal un quart d'heure ou une demi-heure, voire plus, à la pause café du matin, au déjeuner ou, mieux, dans la soirée, pour faire un petit bilan des 24 dernières heures écoulées.

Ces deux approches sont, du reste, parfaitement conciliables. Un travail de notation rapide au cours des événements d'une journée peut se cumuler avec un travail de réflexion plus condensé à un moment précis de la journée.

Quelle que soit votre démarche, le fait d'entrer dans le concret des essais stimulera votre Tête et sa relation émotion-aliment. Ce carnet étant un essai, votre objectif est d'essayer, pas de réussir à tout prix. Une fois que vous l'aurez acheté, ne le remplissez que lorsque vous en ressentirez le besoin.

Essayer ne veut pas dire réussir, mais découvrir ses difficultés

Passons maintenant à la phase pratique. Vous allez essayer de réaliser vos premières expériences. Le but n'est pas d'introduire ici la notion de réussite ou d'échec, mais de vous confronter à vos difficultés. Ne vous inquiétez pas si certains essais s'avèrent impossibles à réaliser : ceux-là ne figurent dans ces pages que pour vous donner une direction de recherche, pour vous guider dans votre ressenti. L'objectif, encore une fois, est de vous aider à vivre vos difficultés avec conscience et dans l'instant présent.

Le simple fait d'essayer, c'est déjà se confronter à ces difficultés. Vous commencerez par les lister. Ensuite, seulement, vous pourrez reprendre contact avec vous-même.

Encore une fois, l'objectif est d'essayer, pas de réussir !

N'ayez pas peur des difficultés !

Car dites-vous bien que des difficultés, vous ne manquerez pas d'en rencontrer. Et la plus grande consistera à savoir rester patient. À lutter, justement, contre votre urgence de réussite, votre envie de « tout, tout de suite ». Votre Corps a besoin de temps pour vous parler à nouveau. Il doit d'abord réapprendre à vous faire confiance avant de pouvoir déstocker à nouveau sans peur d'une future restriction. Sans compter que le « tout ou rien » et le « foutu pour foutu... je me lâche » *(voir 1e partie, chap. 1, « Quand est-ce que cette relation devient "conflictuelle" ? »)*, ces deux autres lois qui vous gouvernent, ne manqueront pas de se rappeler à votre bon souvenir...

Lutter contre ces trois lois représentera les plus grandes difficultés que vous aller rencontrer. Alors, accrochez vous ! Car tout suivi, tout apprentissage n'est qu'une succession d'avancées et de ce que l'on estime être des rechutes :

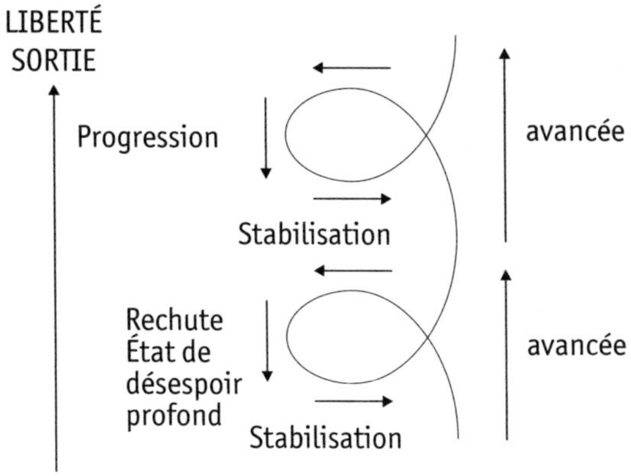

À chaque rechute, vous ressentirez un profond désespoir. Vous devrez sans cesse vous re-stabiliser pour pouvoir avancer de nouveau. Mais quoi qu'il arrive, vous avancerez toujours. Pourquoi ? Parce que ce suivi comportemental alimentaire se compose d'expériences de vie et que celles-ci ne peuvent être effacées : il est impossible d'appuyer sur « reset » et d'oublier votre vécu.

CHAPITRE 2

Votre motivation au changement

La souffrance ne va pas s'arrêter au moment où vous commencerez de remplir votre carnet. Votre motivation va fluctuer. Les difficultés ressenties vous pousseront même jusqu'au désespoir par moments. Elles pourront amplifier vos motivations comme les entacher sérieusement. *« À quoi bon, je n'y arriverai jamais ! »*, vous direz-vous sûrement. Une chose est sûre : à cet instant présent, vous êtes motivé ! Comment je le sais ? D'abord parce que vous êtes en train de lire ce livre. Qu'importe que vous l'ayez acheté vous-même ou qu'on vous l'ait offert. Le simple fait que vous l'ayez ouvert signifie que vous ressentez le désir de faire cesser une souffrance. De sortir d'une spirale infernale de souffrance corporelle et de restriction, ce yoyo frustration-lâchage-restriction-frustration... etc.

Il est probable que vous vous soyez déjà frotté à l'expérience du régime : des « régimes officiels », prescrits par des professionnels, des « conseils régime », prônés par des amis ou des régimes « non officiels », cadres alimentaires aux contours plus flous axés autour de l'idée *« j'essaie de faire attention »*. Échaudés par ces diverses expériences, peut-être pensez-vous que cette démarche est, elle aussi, vouée à l'échec.

Vous pensez que vous manquez de volonté ? Que le fait de souffrir de cette situation ne vous empêchera jamais, devant un plateau de pâtisseries, de craquer ? Je ne vous connais pas, mais je sais que le plus souvent, il ne s'agit pas d'un manque de volonté. Ce type de comportement s'impose à vous-même. Vous avez beau *« savoir, ce qu'il faut faire »*, connaître sur le bout des doigts toutes les « règles diététiques », vous êtes persuadé que tout cela ne marche qu'un temps, que ce n'est qu'une question de jours, parfois de semaines, avant la reprise de poids.

Non, vous ne manquez pas de volonté ! D'ailleurs, je suis sûre que vous en avez déjà fait preuve à plusieurs reprises dans votre vie personnelle et professionnelle. Des réussites, des projets menés à bien, vous en avez forcément à votre actif. Seulement, vous manquez de confiance en vous. Peut-être que vous ne vous aimez pas suffisamment, vous ou votre Corps. Peut-être que l'on ne vous a jamais dit que vous étiez quelqu'un de bien. Et pourtant vous l'êtes, sans doute plus que vous l'imaginez, ou plus que ce que les autres vous en font ressentir.

- **Sur une échelle de 1 à 10, quelle note donneriez-vous à votre motivation ?**
  _____/10

Changer représente à la fois la quête du Graal et la peur de découvrir ce qu'il y a au bout du chemin. Changer ses habitudes ? Mais pour les remplacer par quoi ? *« On sait toujours ce que l'on perd, mais pas ce que l'on va retrouver ! »* Changer pour se retrouver, ce n'est pas changer vraiment. C'est juste redevenir soi-même en se débarrassant des pollutions du passé et de ses croyances alimentaires pour vivre mieux.

Alors, toujours motivé ? Je crois que la réponse est oui !

- **Après tout, vous avez déjà effectué des régimes pour essayer de perdre du poids ou retrouver le poids de votre Corps. Pourquoi serait-ce différent aujourd'hui ?**
- **Si vous venez à bout de cette souffrance liée à votre comportement alimentaire, qu'est-ce qui sera si différent pour vous dans votre vie, dans 1, 2 ou 3 ans ?**
- **À l'inverse, si la situation reste inchangée, si cette souffrance perdure, comment allez-vous évoluer selon vous ? Comment imaginez-vous votre vie dans 1 ou 2 ans ?**

Avantages et inconvénients de vos habitudes alimentaires

Votre comportement alimentaire présenterait donc des avantages. Cela vous étonne ? Cela vous semble paradoxal ? Et pourtant, c'est vrai. Le Corps et la Tête ne font jamais rien par hasard ou sans utilité. Votre comportement alimentaire conflictuel vous apporte quelque chose d'acceptable ou non, mais dont l'intérêt est bien réel, véritablement ressenti *(voir 2e partie, chap. 1)*.

Tentons d'abord une petite recherche sur vous-même : une sorte d'« audit » de vos comportements afin de faire un état des lieux de la situation avant d'organiser le changement. Pour cela, vous pouvez utiliser le tableau ci-dessous, dans lequel quelques phrases ont été inscrites à titre d'exemple.

Avantages de mes habitudes alimentaires	Inconvénients de mes habitudes alimentaires
« C'est réconfortant » *« Parfois, je contrôle »* *« J'arrive à perdre du poids »*	*« Culpabilité »* *« Perte de contrôle »* *« Reprise de poids »*

Allons plus loin et tentons de dénouer ce paradoxe : *« je déteste craquer et pourtant je le fais. »* Recherchez ce que vous apportent, ou pas, ces comportements alimentaires que vous n'aimez pas, ces grignotages que vous jugez « pas bien ».

Cette première phase d'acceptation de vos difficultés est douloureuse. Alors, si vous en ressentez le besoin, prenez votre temps. Essayez, surtout, de vous dévoiler. En acceptant de reconnaître le plaisir ou les avantages que vous retirez de tels moments !

Avantages de mes grignotages	Inconvénients de mes grignotages
« Un effet rassurant » *« Un moment “off”, une façon de faire une pause »*	*« La prise de poids »* *« Je me sens pire après »*

Le coût de votre changement

Quel est le coût de votre relation alimentaire conflictuelle ?

- **Évaluez en pourcentage le temps passé à penser à ce que vous avez mangé et ce que vous allez manger : _____ %**
- **Est-ce vivable ? Insupportable ?**

Quel est le coût du changement ?

Ne minimisez pas le coût de votre changement. Votre suivi aura des répercussions qu’il est bon de prévoir. Il est important d'imaginer comment cela va se passer, ne serait-ce que pour vous rassurer, mais aussi pour savoir si vous êtes prêt.

- **Social, financier, horaire... listez les différents coûts de votre suivi sur tous les plans de votre vie :**

Exemples :

- ☐ **1 heure/jour de mon temps**
- ☐ **le prix d'achat du livre**
- ☐ **les conflits potentiels avec mon ami(e)**
- ☐ **les moments de doute, les émotions que je n'arriverai pas à calmer**
- ☐ **me ressentir vraiment**
- ☐ **la recherche d'un spécialiste en comportement alimentaire**
- ☐ **la recherche, éventuellement, d'un psychologue**
- ☐
- ☐
- ☐
- ☐
- ☐
- ☐
- ☐
- ☐
- ☐
- ☐
- ☐
- ☐
- ☐
- ☐
- ☐

Alors, êtes-vous prêt à accepter ce coût ? Est-il dans vos moyens ?

Quels sont vos objectifs ?

- **Pourquoi avez-vous ressenti le besoin de modifier votre comportement alimentaire ? Quels sont vos principaux objectifs ?**

Essayez d'être doux avec vous-même. N'oubliez pas que vous pourrez découvrir de nouveaux objectifs tout au long de votre suivi.

Pour remplir le tableau ci-dessous posez-vous les questions suivantes :

– qu'est-ce qui me fait souffrir ? Tentez d'approfondir votre recherche précédente.

– qu'est-ce que je voudrais *essayer* de changer ? Juste pour voir...

– par quel moyen ?

– combien de temps suis-je prêt à consacrer à cet essai ?

N'hésitez pas à ajouter des commentaires. À inscrire plusieurs durées par exemple : celle pendant laquelle vous voulez tenter l'aventure ; celle, aussi, qui vous fait peur : peur de ne pas perdre ou de prendre du poids à telle ou telle échéance, celle de ne pas y arriver avant une date limite donnée.

Exemple de tableau :

Objectifs	**Moyens, aide**
« Être capable de manger des pâtes sans culpabiliser : essai 1 mois » *« Être capable de dire OUI si j'ai faim, même aux heures non conventionnelles »* *« Être capable de dire NON si je n'ai pas faim »*	*« Consultation, 1 fois par semaine avec ma nutritionniste comportementaliste »* *« Garder le livre toujours avec moi »* *« Acheter un joli carnet pour observer mon comportement alimentaire »* *« Dîner chaque soir avec une personne qui m'est chère, ma sœur ou une amie, pour me faire plaisir »*

Pourquoi un suivi comportemental alimentaire plutôt qu'un régime classique ?

Lorsqu'une relation alimentaire conflictuelle s'installe, on ne sait plus comment se nourrir. Tous les aliments semblent vous faire grossir, les régimes ne sont plus efficaces et votre équilibre pondéral fait le yoyo. Ce n'est pas un problème de motivation, mais un problème de relation alimentaire.

N'avez-vous pas observé que si les régimes à la mode sont de plus en plus draconiens, ils sont aussi de plus en plus inefficaces ? De fait, les régimes amaigrissants font maigrir à court terme mais engendrent une prise de poids à long terme. Ces régimes restrictifs sont inadaptés et stimulent nos « réflexes anti famine ». Non, saucer de la mayonnaise ne fait pas grossir. Non, manger du poisson ne fait pas maigrir : on prend du poids uniquement si l'on mange au delà de ses besoins !

Le Corps fonctionne comme un système bancaire : moins vous lui donnez et plus il économise. Il produit moins de peau, moins de cheveux mais aussi moins de sensation de faim (elle lui coûte de l'énergie et des matières premières). Plus votre Corps a confiance en vous, plus il sait qu'en cas de besoin, vous lui apporterez les nutriments qu'il désire. Sûr de rentrer dans ses fonds, il s'autorisera ainsi à dépenser. Nous, les êtres humains, sommes les descendants d'une espèce qui a survécu, quand tant d'autres ont disparu de la surface de la terre. Notre Corps est programmé pour survivre !

CHAPITRE 3

Analyse de votre comportement alimentaire

Pourquoi cette auto-analyse ?

Elle vous permettra de préciser les conditions dans lesquelles vous recherchez et choisissez vos aliments, ainsi que la façon dont se déroule l'intervalle entre les repas. En outre, l'observation de votre contexte environnemental et psychologique soulignera avec plus de clarté l'impact des événements et de vos émotions sur votre comportement alimentaire.

Cette enquête alimentaire vise l'ensemble de la séquence comportementale alimentaire : le ressenti avant repas, la prise alimentaire elle-même et le ressenti après repas.

Écrire est un moyen de se souvenir, de prendre conscience, de collecter des données, de comprendre en détail le lien aliment-Corps et le lien aliment-émotion. De voir votre évolution, aussi. Si vous avez commencé à écrire sur votre carnet, vous avez donc déjà recueilli une série d'informations. Aussi objectives que subjectives, elles ont dû vous aider à cerner votre motivation et vos objectifs. Nous allons maintenant travailler sur vos habitudes alimentaires.

Ce comportement alimentaire, vous allez le scruter à la loupe, pour mieux le comprendre et le modifier : je vous propose de faire une véritable auto-analyse nutritionnelle de vos repas, de leur composition, de leur durée, du plaisir procuré, de vos sensations corporelles avant et après repas et de vos émotions associées. Entre tableau de bord quotidien et journal intime.

Votre relation alimentaire

Supposez que vos habitudes alimentaires et votre état nutritionnel deviennent plus adaptés. Imaginez une vie « rêvée », dans laquelle vous vous contenteriez de deux à quatre repas par jour, sans compulsion ni grignotage régulier, une vie dans laquelle votre corpulence serait plus en lien avec votre bien-être...

Écrivez et listez sur votre carnet :

- **Quelles difficultés pourraient apparaître alors ?**
- **Quelles sont vos peurs ?**
- **Quelles seront les conséquences d'un changement de votre relation alimentaire ?**

Imaginez pour cela quelles pourraient être vos sensations, votre perception de vous-même (votre Corps, votre personne) et la perception qu'en auraient les autres.

- **Quelles conséquences agréables ou désagréables un tel changement de vos habitudes et de votre état pourrait-il avoir dans vos relations personnelles et professionnelles ?**

Conséquences positives	Conséquences négatives
« Mon entourage arrêterait de me faire des remarques »	*« Plus d'aliments doudou ? »* *« Terminés les moments rien qu'à moi ! »*

Votre comportement alimentaire : ami ou ennemi ?

Je vous propose maintenant de faire une synthèse des différentes réflexions entreprises précédemment.

L'après-grignotage, vous l'avez sans doute constaté, est source de culpabilité. Comparez votre comportement alimentaire à un amant ou à une maîtresse : vous l'aimez, vous le haïssez, vous culpabilisez d'y retourner, vous avez besoin de le voir, vous êtes même prêt à mentir pour ça... Cette relation est usante ! Et pourtant... comme un comportement qui s'impose à vous-même, vous en ressentez un besoin, un plaisir et un apaisement dans l'instant.

- **Pour faire cette synthèse, je vous propose de personnifier votre comportement alimentaire en écrivant deux lettres, que vous adresserez à votre amant ou maîtresse alimentaire. Une lettre d'amour et une lettre de rupture.**

Première lettre à votre « comportement alimentaire »

Commencez votre lettre dans le style qui vous est le plus proche. Par exemple : « Cher comportement alimentaire... » Puis, dites-lui tout le bien que vous pensez de lui. Flattez votre amant-comportement alimentaire, exprimez-lui toute votre reconnaissance pour les bienfaits qu'il vous prodigue. Dites-lui pourquoi et à quel point vous l'aimez. Dites-lui également à quel point vous seriez triste si vous deviez le quitter.

Deuxième lettre : rupture en vue ?

Pour la deuxième lettre, rappelez-vous que vous adorez votre comportement alimentaire autant que vous le détestez. Ce paradoxe vous mine et vous met en colère. Lâchez-vous ! N'hésitez pas à lui crier toute votre souffrance, à l'accuser de tous les maux, à lui balancer à la figure tous vos reproches. Faites le compte de tout ce qu'il vous inflige. Confiez-lui vos peurs et vos doutes. Exprimez-lui, enfin, votre envie de le quitter.

Cette lettre défouloir vous permettra de savoir si vous êtes vraiment prêt pour cette rupture. Aujourd'hui, vous en avez très, très envie. Êtes-vous prêt à sauter le pas pour autant ? Ne vous inquiétez pas, c'est normal d'avoir des doutes ! Après tout, il est difficile de quitter quelqu'un avec qui l'on vit depuis tant d'années, voire depuis toute une vie...

Votre bilan nutritionnel

Faisons un arrêt sur image de votre situation réelle, non déformée par vos lunettes émotionnelles.

Sur votre carnet, ou ci-dessous, notez les informations suivantes :

Votre poids actuel

- **Notez les éléments suivants :**

☐ **votre poids actuel : __________ kg**

☐ **votre taille : __________ m**

- **Calculez votre IMC (indice de masse corporelle) :**

☐ $\dfrac{\textit{poids (kg)}}{\textit{taille (m) au carré}} =$

- **Évaluez votre IMC *(voir 3e partie, chap. 1, « L'indice de masse corporelle)* :**

dénutrition	18	poids normal	25	surpoids	30	obésité

- **Où vous situez-vous ? Indiquez-le sur la ligne ci-dessus.**
- **Quel est votre poids idéal ? Situez-le sur la ligne ci-dessus. La différence est-elle à la hauteur de votre souffrance ?**

☐ **oui**

☐ **non**

- **Êtes-vous réellement en surpoids ?**

☐ **oui**

☐ **non**

- **À quel IMC vous ressentez-vous ?**

Votre histoire pondérale

- **Sur votre carnet, ou directement sur le graphique ci-dessous, notez votre poids en fonction de votre âge à l'aide d'une courbe de votre poids.**

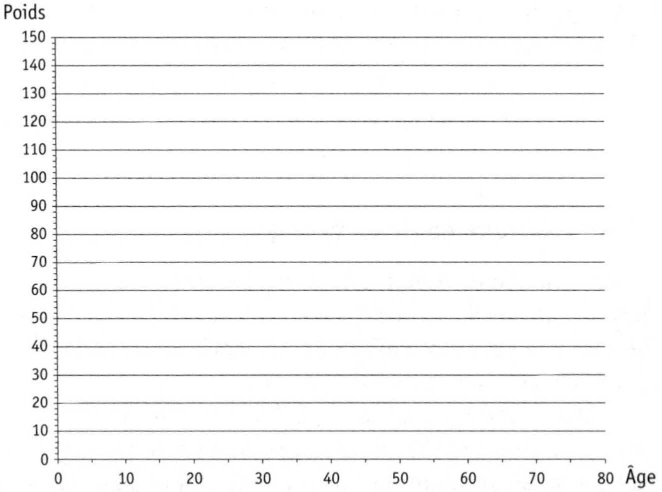

- **Regardez objectivement le résultat. Depuis que vous vous contrôlez ou « essayez de faire attention », combien de fois avez-vous perdu du poids ? ________**
- **Combien de fois en avez-vous repris, voire pris tout court ?______**
- **Est-ce que tous ces régimes ont répondu à vos attentes ?**

☐ **oui**

☐ **non**

- **Quel a été le coût en souffrance et en frustration ?**
- **Et aujourd'hui, où en êtes-vous ?**

Tracez une courbe à partir des points signalant votre poids à différents moments de votre vie, en vous penchant plus particulièrement sur les périodes de régime (avant, pendant, après). Cette courbe retrace votre histoire pondérale.

- **Maintenant, notez votre poids actuel : ______kg**
- **Et puis faites la soustraction : poids actuel – poids avant le premier régime = ______kg**

Si le solde est positif, cela ne signifie pas que vous avez manqué de volonté, mais simplement que les méthodes que vous avez explorées jusque là ne vous convenaient pas. Encore une fois, c'est un problème d'adaptation, pas de motivation ! Aujourd'hui, il est temps de vous retrouver. Et de faire la paix avec votre Corps.

- **Listez les événements de vie marquants, puis situez-les sur la courbe.**
- **Y a-t-il un parallèle entre vos prises de poids et vos états émotionnels ?**

Votre histoire de vie et de Corps

Sur une feuille à part, ou sur votre carnet, **racontez** votre histoire personnelle, de votre naissance à aujourd'hui. Comment étiez-vous nourrisson, enfant, adolescent ? Faites le lien avec votre poids à chaque époque de votre vie.

Certes, il n'est pas toujours évident de se décrire ou de se souvenir... Aussi, n'hésitez pas à questionner votre entourage, que ce soit des membres de votre famille ou des amis qui vous connaissent depuis longtemps. Demandez à vos parents, par exemple, quel enfant vous étiez : plutôt bon mangeur ou plutôt frêle ? Pleuriez-vous souvent ?

N'hésitez pas, si vous manquez d'inspiration, à relire l'histoire de l'une de mes patientes *(voir 3e partie, chap. 1, « Le Corps, reflet de notre histoire individuelle »)*.

Quelle est votre alimentation ?

Listez sur une semaine tous les aliments que vous avez ingérés. Puis cochez les catégories alimentaires qui correspondent aux aliments que vous avez consommés.

Pour relier les aliments aux catégories alimentaires reportez-vous *3e partie, chap. 5, « Les aliments de l'équilibre : tous ! »*.

- ☐ **viande, poisson, œufs, jambon**
- ☐ **fruits et légumes**
- ☐ **céréales, féculents, pain, pâtisseries**
- ☐ **produits laitiers**
- ☐ **corps gras, sauce, vinaigrette, huile**
- ☐ **produits sucrés**
- ☐ **boissons**

Consommez-vous des aliments de chaque catégorie alimentaire ? Avez-vous coché toute la liste ? Si oui, votre alimentation est équilibrée. Si non (absence de produits sucrés, de féculents, de viande/poisson/œuf ou de fruits et légumes), votre alimentation est déséquilibrée.

Essai :

- **Cette semaine, essayez de réintroduire les aliments des catégories manquantes.**

Partez à la recherche de saveurs qui vous plaisent sur un mode culinaire qui soit le plus pratique pour vous (surgelé, conserve, prêt-à-cuire, traiteur).

L'équilibre alimentaire se pratique sur la semaine et non sur 24 heures.
***Tous* les aliments sont indispensables pour le Corps.**

Votre rapport à la balance

(Voir 3e partie, chap. 1, « La balance, un objet de dépendance ? »)

La pesée, c'est seulement deux chiffres sur une machine. Ces derniers ne reflètent ni votre ressenti (êtes vous bien dans votre assiette ?) ni vos sensations de Corps (*« aujourd'hui, je me sens plus fine et moins serrée dans mon pantalon »*).

Essai :

- **Pour les plus accros au contrôle pondéral, limitez-vous à une pesée par semaine. Dans votre carnet, ne reportez pas le poids qui s'affichera, mais seulement la lettre « P », pour « pesée ».**
- **Au bout d'un mois, passez à une pesée tous les 15 jours... puis une fois par mois... puis plus du tout !**

Pour ceux et celles qui n'avez pas l'habitude de vous peser : cet essai n'est pas pour vous. C'est comme pour la cigarette : l'important, c'est de ne pas commencer. Conservez plutôt votre rythme habituel : *« Je n'ai pas de balance chez moi. Je me pèse à l'occasion. »*

L'objectif est de vous ressentir, d'essayer de vous faire confiance. Après tout, votre objectif est de changer de forme ! Alors, fiez-vous donc à la largeur de votre pantalon : êtes-vous serré dedans ? Oui ou non ?

L'objectif de votre suivi est le changement de votre comportement. Le poids n'en sera que la conséquence !

À force d'être obsédé par la seule idée de perdre ou de prendre du poids, vous risquez d'aggraver le phénomène. Je ne vous apprends rien : tout cela, vous l'avez déjà vécu.

Vos premières observations

Vous allez maintenant noter, au fil des exercices suivants, toutes vos observations : les résultats, votre ressenti, vos pensées, vos commentaires, etc.

Prêt ? Commencez par choisir une semaine pour réaliser cette auto-observation de votre relation alimentaire. Il s'agit d'essayer de repérer, pendant ces sept jours :

- les moments auxquels votre Corps a des besoins alimentaires ;
- votre palette de réponses en cas de tension ou de stress ;
- les comportements de dépendance, de compensation qui répondent « à coté » des besoins exprimés.

Chaque jour, donc, vous allez noter les informations suivantes :

- □ **le jour. En effet, le comportement alimentaire du lundi n'est pas le même que celui du samedi.**
- □ **l'heure à laquelle vous mangez, celle de vos repas et de toute autre prise alimentaire. Ainsi, les horaires sont dotés de symboliques alimentaires (l'apéritif de fin de journée pour « décompresser » en rentrant du travail, par exemple).**
- □ **avec qui vous mangez : on n'adopte pas le même comportement alimentaire selon que l'on est seul ou accompagné.**
- □ **les aliments consommés, selon votre catégorisation symbolique : autorisés, interdits, réconfortants.**
- □ **les boissons : eau, soda, vin, alcool, thé café, etc.**
- □ **les quantités : une évaluation visuelle en portion suffit (une demi ou un quart d'assiette, un steak, un ou deux yaourts, etc.).**
- □ **vos commentaires d'ordre sensoriel : sensation de faim ou juste une envie de manger ?**
- □ **vos commentaires d'ordre affectif : évaluez, par exemple, votre sentiment de culpabilité sur une échelle de 1 à 10.**

Ces informations, vous pouvez les noter comme présenté ci-dessous, ou de la manière qui vous semblera la plus pratique.

Rythme et contexte	Alimentation	Commentaires
Heure (H) : Jour (J) : Avec qui Lieu (D pour domicile, T pour travail, etc.) :	Aliments Boissons Quantités	F (pour faim) ou EDM (envie de manger sans faim). Si EDM : notez l'idée associée Culp (Culpabilité) : ___ /10 Notez la croyance alimentaire associée État émotionnel SV (Plaisir de saveur) : ___ /10

jeudi 14 septembre *18h* *seule* D	*2 tartines de fromage* *eau*	*« F ou EDM ? : je ne sais pas. De la faim, oui, mais ce n'est pas vraiment l'heure. »* *« Culp : 8 /10. Je n'aurais pas dû manger avant le dîner. J'ai craqué. »* *« Idée associée à EDM : c'est mon moment à moi, pour faire une pause après le travail. J'avais un peu faim ! »* *« État émotionnel : Je suis fatiguée, je suis stressée, c'est la fin de semaine et j'ai hâte d'être vendredi. »* *« SV : 8 /10. La première tartine était délicieuse. Meilleure que la deuxième. »*

CHAPITRE 4

Apprenez à écouter votre Corps

Comment partir à la recherche de vos sensations de Corps ?

La faim, l'appétit et la satiété sont des sensations et des expériences subjectives associées à l'initiation, la poursuite et l'interruption de la prise alimentaire. L'évaluation de la satiété, par exemple, repose sur des critères subjectifs survenant à la fin du repas :

- « avez-vous encore faim ? »
- « pouvez-vous continuer à ressentir le plaisir de saveur des aliments alors que vous n'avez plus faim ? »
- « comment savez-vous que le repas est terminé ? »
- « pourquoi cessez-vous de manger ? »

Lors de chaque prise alimentaire, essayez de répondre à ces différentes questions en écoutant uniquement votre Corps et non les principes d'autrui et autres qu'en-dira-t-on !

Essayez de vous confronter à votre peur

Il y a une différence entre savoir et croire. Par exemple, vous comprenez tout ce qui est écrit dans ces pages : ce que vous lisez vous semble logique. Au fond de vous, pourtant, vous avez encore du mal à croire qu'un gâteau à la crème ne fait pas grossir. Et si on vous donne le choix entre 100 kcal de salade et 100 kcal de mousse au chocolat, vous aurez certainement tendance à prendre la salade même si c'est la mousse qui fait de l'œil à votre estomac.

Pour comprendre que ce n'est pas l'aliment qui fait grossir mais le comportement alimentaire associé, tentez une petite expérience : autorisez-vous, dès que la faim se fait sentir, à manger un aliment en dehors des heures conventionnelles de repas. Vous verrez, vous survivrez ! À force de céder à ce genre d'envie, progressivement, vous apprendrez à dompter votre peur d'avoir faim.

Seul votre Corps connaît ses besoins. Ceux-ci varient tous les jours, alors faites-lui confiance. Et essayez...

Vos pensées automatiques

Pour se détacher de vos idées, croyances et « pensées réflexes », pour retrouver votre liberté de penser et une écoute de votre Corps sans jugement, je vous propose de les relever quotidiennement en les notant sur votre carnet.

Vous ne tarderez pas à repérer certains événements déclencheurs. Recherchez quelles sont les autres idées associées qu'ils vous évoquent.

Voici quelques exemples :

– *« Si je suis invitée à manger, je ne peux refuser »*

– *« J'aime tout, j'ai toujours envie de tout goûter »*

– *« C'est un repas de fête, je ne peux pas ne pas en profiter ! »*

(Voir 1e partie, chap. 1, « De la fausse croyance à la pensée automatique »)

- **Quelles sont vos propres idées associées ?**
- **Qu'en pensez-vous ?**

Retrouvez votre sensation de faim

Comment retrouver cette sensation ?

Tentons, tout d'abord, une petite expérience : là, maintenant, posez votre main sur la table, ou n'importe quel autre support situé devant vous. Que ressentez-vous ? Le froid du métal ou du verre ? La douceur du bois ?

Si le fait d'écrire vous permet de mieux formuler le ressenti, notez-le dans votre carnet.

Ensuite, posez-vous ces trois questions :

- **1. Avez-vous « pensé » vos sensations ?**
- **2. Êtes-vous sûr(e) d'avoir ressenti ce support (table ou autre) sous la peau de votre main ?**
- **3. Est-ce votre Tête ou votre Corps qui a exprimé cette sensation ?**

Toucher la table vous a procuré une « sensation » : le ressenti du toucher. La faim est une sensation, à la différence de la satiété. Ce n'est pas une idée, mais un tiraillement qui provient de l'estomac. Aussi, si vous doutez de cette sensation, c'est que vous avez envie de manger sans faim : la Tête est aux commandes.

Comment provoquer la faim ?

Pour tous ceux qui auraient encore un doute, la faim est une sensation nette. Toutefois, elle n'est pas toujours évidente à reconnaître, surtout quand on est au début d'un apprentissage de l'écoute de soi. Pour la retrouver et l'identifier, vous allez tenter de la provoquer. Et donc attendre d'avoir faim.

Premier cas de figure : vous ne reconnaissez pas la faim

Essayez, dans ce cas, d'attendre pour commencer un repas, quitte à le sauter, jusqu'à ce que la faim revienne. Ne vous inquiétez pas : vous ne risquez pas de tomber d'inanition. Car si votre Corps n'a pas faim, c'est que vous n'avez pas besoin de vous alimenter dans l'immédiat.

L'objectif n'est pas de sauter le repas, mais de le prendre au bon moment, quitte à ne pas manger un midi si votre Corps ne vous le demande pas.

Pourquoi votre Corps se tairait s'il avait faim ? Il se peut qu'il ait décidé de fonctionner en mode économique. Car en cas de résistance à la perte de poids, le Corps limite ses dépenses au maximum. Or, l'émission de cette sensation de faim coûte de l'énergie et des matières premières. Si cela fait longtemps que vous ne l'écoutez plus, le Corps a tout simplement choisi de cesser ces dépenses inutiles, car peu rentables. Pour faire renaître cette sensation, interrogez votre Corps le plus régulièrement possible : *« Est-ce que j'ai faim ou est-ce que envie de manger ? »*

Deuxième cas de figure : vous avez peur d'avoir faim

Vous avez tellement peur que, quand vous passez à table, vous mangez trop vite et bien au-delà de la satiété, dans le seul but d'anticiper le signal de la faim. Le matin, pensez à prendre un en-cas pour faire face aux petits creux de la journée. Avoir toujours un aliment sur vous vous dépannera en cas de besoin et vous rassurera par sa seule présence, même si vous n'avez pas faim de la journée !

Cet en-cas peut être un gâteau, un fruit, du fromage, un morceau de pain, etc. L'important c'est qu'il soit pratique à transporter et qu'il vous plaise d'un point de vue gustatif. Si vous avez un petit creux en pleine réunion de travail et que vous ne pouvez pas sortir l'aliment de votre sac, alimentez votre Corps de façon liquide : café sucré, thé sucré, chocolat chaud, jus de fruit, etc.

Manger à l'heure de sa faim présente un autre avantage : à table, vous aurez moins tendance à vous jeter sur vos assiettes comme un affamé. Vous pourrez ainsi doser vos apports à votre juste plaisir.

L'objectif est de vous réconcilier avec votre faim : elle est votre amie, elle ne vous fera pas de mal.

N'écoutez que vous : mangez à votre tempo

On dit souvent « qu'il ne faut pas sauter de repas ». Et pourquoi ça ? Votre Corps, lui, préfère manger quand il en a besoin. Autrement dit, lorsque vous ressentez une sensation de faim. Est-ce que cela vous semble absurde de formuler dans votre tête la phrase suivante : *« Je mange quand j'ai faim »* ?

Reste que manger quand on a faim n'est pas si évident. Et vous aurez sans doute besoin de quelques mois pour remettre de l'ordre dans votre comportement alimentaire.

En pratique

- **Essayez d'attendre de ressentir la faim pour commencer votre repas ou votre collation, quitte à déplacer l'heure du repas.**

Appliquez, quelle que soit l'heure de la journée, les principes suivants :

- si vous ne ressentez pas la faim, ne mangez pas !
- dès que la faim réapparaît, n'attendez surtout pas : mangez l'aliment convoité !

Pour commencer, choisissez un jour qui vous arrange. Pour les uns, ce peut être un jour de repos, le week-end par exemple et, pour les autres, un jour de travail.

- **Essai : le petit déjeuner**

Premier cas de figure : vous n'avez pas l'habitude de manger le matin. Ne vous obligez pas ! Si vous n'êtes pas convaincu, relisez le chapitre consacré aux fausses croyances.

Deuxième cas de figure : vous avez l'habitude de prendre un petit déjeuner ritualisé sans faim. Si vous avez faim, ou croyez avoir faim, commencez votre petit déjeuner. Prenez le temps de le redécouvrir. Goûtez-le !

Si vous n'avez pas faim, mais que vous ressentez un besoin irrépressible de manger, demandez-vous : est-ce dû à une peur alimentaire ? Si oui, laquelle ?

- **peur d'avoir faim**. Craignez-vous de ne pas tenir jusqu'au déjeuner ? Déjeunerez-vous tard ? N'avez pas le temps de faire une pause au cours de la matinée ?
- **peur de vous évanouir**. Faites-vous de l'hypoglycémie ? Avez-vous déjà testé votre taux de sucre dans le sang ? Ce taux est-il normal ?
- **peur de modifier votre rituel** : *« partir le ventre vide ? Impossible ! »* Pour modifier vos habitudes alimentaires matinales, modifiez l'ordre de vos actions. Par exemple, au saut du lit, au lieu de commencer par manger vos céréales, prenez plutôt votre douche en premier.

Si vous avez commencé cette expérience un jour de travail et que vous n'avez pas eu assez faim pour manger avant de partir, emportez des aliments « petit déjeuner » (biscuits, sandwich à la confiture, pain au chocolat, etc.) au bureau. Pendant la journée, si vous pensez reconnaître une sensation de faim, n'attendez pas : régalez-vous ! Autrement dit, qu'il soit 9 heures, 10 heures, 11 heures ou même 11 heures 30, autorisez-vous à faire une pause petit déjeuner.

Lors de vos premiers essais, votre Corps va vous tester. Il exprimera alors la faim à n'importe quelle heure. Puis, il sera plus « gentil » avec vous : il adaptera ses besoins aux heures de disponibilités alimentaires.

Il faut le comprendre : après toutes ces années de yoyo, il est devenu méfiant. Or, vous lui demandez de vous parler alors que vous ne l'écoutez plus depuis bien longtemps. C'est comme si vous essayiez d'adresser la parole à une personne qui vous ignore : au bout d'un moment, vous n'essayez même plus d'attirer son attention. Votre Corps est comme une personne que vous avez ignorée depuis longtemps. Il a besoin de temps pour être réapprivoisé !

Voilà pourquoi il faudra probablement à votre Corps plus que quelques jours, peut-être même plusieurs semaines, pour vous faire confiance à nouveau.

Difficultés

Après quelques semaines d'essai, recherchez les avantages et inconvénients de manger avec faim.

Avantages	**Inconvénients**
« Qu'est-ce que c'est bon de manger quand on a faim ! »	*« Pas très pratique quand on est invité »* *« Peur de manquer »*

Vous constaterez sans doute qu'il n'est pas évident de changer vos habitudes et vos reflexes de vie ! Pour vous aider, essayez de détailler vos difficultés :

Peurs :

Regard des autres et commentaires éventuels :

Envie de goûter :

Sentiment d'ennui ou de vide :

Stress dans les moments intenses :
« Je stresse, donc j'ai bien le droit de manger ! En réalité, je ne peux faire autrement, c'est plus fort que moi »

Le grignotage, une véritable faim que vous n'acceptez pas ?

Attention : ce n'est pas parce que vous mangez en dehors des repas pour répondre à vos besoins qu'il s'agit forcément de grignotage !

Grignoter, c'est, par définition, consommer un aliment sans faim, uniquement par envie, par ennui, par stress ou pour une raison qui n'a aucun rapport avec la faim. Quand il est systématique, ce comportement engendre un risque de prise de poids.

Consommer un aliment avec faim, en revanche, correspond à vos besoins : c'est le Corps qui parle et, lui, ne se trompe pas. Il se régule même à une calorie près. Il vous exprime ses besoins grâce au langage sensoriel de la faim et du plaisir gustatif. Eh oui ! Vous avez le droit de vous faire plaisir ! À condition que ce soit un plaisir de saveur et non de texture *(voir 4e partie, chap. 3, « Le plaisir alimentaire »)*, mais nous verrons la différence plus loin...

Faim, envie de manger et... culpabilité

Faim ou envie ?

- **Est-ce que vous mangez par faim ou par envie ? La faim est différente de l'envie.**
- **Ressentez-vous la différence ? Non ? Alors essayez d'attendre d'avoir faim pour commencer à manger. Cette frustration, pas très drôle à vivre, vous apprendra à déterminer quand vous mangez pour satisfaire un besoin de Corps et quand vous répondez à un besoin de Tête.**

Un petit indice ? À l'exception de *« parce que je ressens la faim »*, toutes les réponses commençant par « parce que » signalent un besoin de Tête.

Tentez d'aller plus loin...

Au quotidien, essayez de vous poser les questions suivantes :

- **Pouvez-vous décrire ce que vous ressentez quand vous avez faim ?**
- **Qu'est-ce que la faim pour vous ?**
- **Quand avez-vous faim ?**

- **Vous arrive-t-il de manger sans faim ? Si oui, commencez à lister tous vos « parce que… » associés.**

Culpabilité, quand tu nous tiens !

Gare à la culpabilité : elle brouille les pistes !

La culpabilité vient de la Tête, qui nous empêche ainsi d'entendre les besoins du Corps. Ainsi, une envie de chocolat peut correspondre à un véritable besoin de Corps. Seulement, la Tête n'est pas toujours d'accord ! Si vous ressentez de la faim en croquant dans une tablette, c'est que votre Corps a exprimé le besoin de cet apport chocolaté.

De la même façon, vous pouvez commander une salade pour accompagner votre entrecôte sans ressentir de la faim : votre Tête vous dicte ce choix « raisonnable », alors que votre Corps ne vous a rien demandé. Le Corps, qui n'a pas besoin des nutriments contenus dans la laitue arrosée de vinaigrette, les met en réserve, au cas où… Résultat : le sentiment de culpabilité qui a dicté votre choix entraîne le risque d'une prise de poids.

- **À chaque prise alimentaire, évaluez votre culpabilité : ____ /10**

Comment faire confiance à ce Corps que vous détestez ?

Comment dépasser ce sentiment de vulnérabilité, comment faire abstraction de la maladie, de la fatigue et du stress, pour réapprendre à l'écouter ?

Progressez pas à pas, procédez par petites étapes, en écoutant votre Corps de temps en temps, puis de plus en plus souvent. Ne vous inquiétez pas : si par hasard votre Corps vous réclame chaque jour un steak frites et que vous le lui accordez, vous ne tarderez pas à ressentir l'envie de varier vos repas. Le Corps est une machine extraordinaire : fiez-vous à lui, écoutez-le !

Comment donner les rênes du contrôle à votre Corps ?

Votre Corps sait à une calorie près quels sont ses besoins. Encore une fois, le tout est de réapprendre à l'écouter pour retrouver votre liberté alimentaire et être bien dans votre assiette.

Mais comment accepter de lui céder les manettes de contrôle alors que votre Tête, elle, croit savoir ce qu'il faut faire ou ne pas faire, ce qui est « bien » et ce qui est « mal », ce qui fait grossir et ce qui fait maigrir ?

Pour combattre ces idées, ces valeurs dont votre Tête investit les aliments, essayez de vous souvenir :

- **Est-il arrivé, pendant une période de vacances par exemple, que vous consommiez davantage de ces aliments « interdits » et que malgré cela vous perdiez du poids ? Ou que votre poids se soit stabilisé ? Si oui, quand était-ce ?**
- **A contrario, vous est-il arrivé de faire un régime et de ne pas maigrir ? Ou, pire, de grossir ?**

Rappelez-vous, aucun aliment ne fait grossir, aucun ne fait maigrir non plus. L'important est de commencer son repas avec faim et de faire des choix alimentaires qui correspondent spécifiquement à votre appétit.

Pourquoi les « parce que... » ? Étudiez vos facteurs déclencheurs

Décortiquez cette *envie de manger*

Si votre Tête vous impose une « envie de manger » (notée EDM dans votre carnet) et que vous l'avez identifiée comme telle, essayez de déterminer :

- **Quel est votre état émotionnel : triste ? énervé(e) ? heureux(se) ?**
- **Quel est votre état physique : vidé(e) ? tendu(e) ? fatigué(e) ?**
- **Quelles sont les idées associées à cette envie ? Notez les « parce que » : *« Parce que je suis déprimé(e) ? », « Parce que je m'ennuie ? », « Parce que je me sens seul(e), abandonné(e) ? »***
- **À quoi voulez-vous éviter de penser ? Décrivez l'événement associé à cette envie de manger : stress au travail, annulation de votre soirée qui a provoqué chez vous un sentiment d'abandon, une contrariété, une dispute au cours de laquelle vous vous êtes senti incompris(e) ou non entendu(e), etc.**
- **Utilisez-vous l'aliment que vous avez ingéré lors de cette EDM comme un « calmant » alimentaire ?**

- **Après compensation, comment vous sentez-vous ? Mieux ? Plus heureux(se) ? La vidange émotionnelle est-elle complète ?**

(Voir 2e partie, chap. 2, « Manger : un "bouton off" »)

Manger pour se calmer relève d'une conduite addictive. L'acte est aussi culpabilisant qu'indispensable, puisqu'il évite de ressentir des émotions négatives. Pour se sortir de ce cercle infernal, synonyme de prise de poids, je vous propose un travail d'acceptation de ces émotions douloureuses. Vivez qui vous êtes en cultivant vos plaisirs !

Manger sert également d'échappatoire, de prétexte pour faire une pause, fuir ses collègues ou de retarder une corvée. « *Je ne fais pas rien, je mange !* » À la culpabilité de ne pas travailler, se substitue celle de manger.

Le principe de la phase de décompression

L'harmonie interne d'un individu repose sur un équilibre précaire, remis en question à chaque fois qu'il rentre en interaction avec autrui. Tous les événements de vie sont de nature à engendrer du désordre. Tout au long de la journée, chacun tente, en fonction de ses capacités d'adaptation et de la solidité de son intériorité, de retrouver le juste point d'équilibre, pour éviter que la machine (le Corps, les pensées, les émotions) s'emballe. Malgré cet effort permanent, il arrive que le soir après le travail, persiste un reliquat plus ou moins important de tensions et de désordres, souvent de façon inconsciente. Ces tensions s'accumulent au fil des jours et s'expriment dans tous les gestes quotidiens : somatisation, trouble du sommeil, consommation d'alcool, grignotage, agressivité, etc. Le soir, la tension est telle que la fatigue est trop importante pour des loisirs après le dîner et qu'il y a trop de stress pour pouvoir bien dormir. Au mieux, un grignotage devant la télé s'installe de façon ritualisée, au pire, on prend un somnifère ou un anxiolytique. Un petit apéro ? Une cigarette ? Un petit gâteau ? « *Parce que je le mérite après ma journée difficile...* » Il s'agit là d'une pensée souvent associée à ces comportements, qui renvoient au Corps et à l'oralité, premier organisateur de votre vie et première source de réconfort. Las ! Ils ne procurent qu'un plaisir immédiat, qui n'élimine pas pour autant la source du problème.

Voilà pourquoi il est important d'accorder une « phase de décompression » entre la vie à l'extérieur et la vie dans notre intimité à la maison.

- **Pourquoi ne vous autoriseriez-vous pas, au lieu de vous ruer sur les cacahuètes, un vrai moment de détente et de loisir en rentrant chez vous ?**

Voici quelques exemples :

Essai :

- **Listez ce que vous pourriez faire après le travail : des activités pratiques, plaisantes et égoïstes, dont vous seul(e) pourrez tirer du plaisir !**

Exermples :

- ☐ **se faire un thé, une tisane**
- ☐ **aller prendre un verre avec un(e) ou des ami(e)s avant de rentrer à la maison**
- ☐ **changer de vêtements en arrivant chez soi afin de bien marquer la différence entre travail et vie à la maison**
- ☐ **prendre une douche relaxante, se laver le visage, se passer une crème ou des huiles sur le Corps**
- ☐ **se manucurer les ongles au son d'une douce musique**
- ☐ **se plonger dans un bon livre ou dans son journal**
- ☐ **se relaxer, faire un peu de méditation dans une position relaxante et respectueuse pour le Corps**

Comment différencier le discours de la Tête de l'expression du Corps

- **Prenez un repas copieux et attendez le suivant, puis décrivez par écrit ce que vous ressentez. Encore une fois, essayez d'identifier qui, de la Tête ou du Corps, exprime votre besoin.**

La sensation de Corps est aussi nette que le contact de votre main sur une table. Donc, si vous doutez de l'origine de votre besoin, que vous n'êtes pas sûr de vous, il y a de grandes chances pour que ce soit la Tête qui contrôle et non le Corps.

S'arrêter à satiété, c'est accepter de se faire plaisir

La satiété passe par l'acceptation de votre plaisir corporel. Récupérez votre droit au plaisir ! Sans plaisir, pas de « stop » possible. Alors essayez de vous libérer de la pensée réflexe : *« plaisir = danger ! »*

Réapprendre la satiété, c'est réapprendre à se faire plaisir.

Consommation alimentaire en pleine conscience

Le fait d'accepter de ressentir du plaisir donne la possibilité à votre Corps de vous dire quand il est rassasié. Pour cela, essayez de percevoir le goût et les saveurs des aliments sans tenir compte des idées et des jugements associés.

Retrouvez votre « plaisir juste »

Le plaisir juste ? C'est quoi au juste ?

Le comportement alimentaire est un comportement comme les autres, qui procure du plaisir et permet d'échapper à une sensation de mal-être : celle d'« avoir faim ». Ce plaisir régule ainsi les apports alimentaires en quantité et en qualité nutritionnelle, en fonction des besoins physiologiques et psychiques. Le « plaisir juste » est celui d'une consommation en pleine conscience, qui régule ces apports dans l'harmonie.

C'est bien beau, tout ça, vous dites-vous, mais où ce plaisir juste se situe-t-il exactement ? Comment réguler son comportement alimentaire ?, vous demandez-vous encore. Et comment parvenir à ne pas le contrôler ?

C'est simple : avec un zeste d'égoïsme ! Pensez un peu plus à vous !

- **Prenez le temps de goûter. Qu'importe le type de prise alimentaire (repas ou collation) du moment qu'elle répond à une faim : savourez chaque aliment consommé. Dès qu'un aliment n'a plus de goût en bouche, passez à un autre.**

- **C'est en fonction du plaisir de saveur que le Corps quantifie ses apports. Réapprendre à déguster tranquillement les aliments, dans le calme, vous permet de mieux vous ressentir. Votre Corps a alors la possibilité de dialoguer avec vous.**

Carottes, choucroute, foie gras... tous les aliments ont des arômes très différents. Autorisez-vous à prendre du temps pour ressentir les saveurs oubliées, les réapprendre à la façon d'un enfant. Encore une fois, attendre d'avoir faim est important : la faim est un exhausteur de goût. *« Qu'est-ce que c'est bon de manger quand on a faim ! »* « Bon » ne veut pas dire « bien ». Quand vous pensez « bien », c'est la Tête qui parle. Quand vous dites « bon », c'est le Corps !

Retrouver votre plaisir de saveur

Essayez de repérer le changement de plaisir de saveur entre la première et la dernière bouchée. Y a-t-il des différences ?

Essai : pas aimé = pas mangé :

- **Essayez de ne consommer que les aliments qui vous plaisent en bouche.**
- **Goûtez l'aliment et, si vous ne l'aimez pas, ne le mangez pas : le Corps ne sait pas quantifier s'il n'apprécie pas. Aussi, changez d'aliment.**

Notez les difficultés rencontrées sur votre carnet.

Redécouvrez de nouvelles saveurs et de nouveaux plaisirs !

Partir à l'aventure de nouvelles saveurs, c'est reconquérir son identité culinaire. Vous pourrez ainsi élargir votre panel gustatif et cumuler les plaisirs ! Vous pensez n'aimer que la laitue parce que vous n'aimez pas la roquette ? Et si vous goûtiez de la mâche ? Toutes les salades n'ont pas les mêmes saveurs. Dépassez la fausse croyance selon laquelle *« tout ce qui est bien n'est pas bon »*, même si c'est de la roquette. Et inversement ! Aussi, goûtez « pour de vrai » les aliments. Qui sait ? Peut-être que vous trouverez votre chocolat légèrement fadasse en réalité ?

- Achetez de nouveaux aliments et osez découvrir de nouveaux rayons. Pourquoi ne pas les traverser un par un ?
- Consommez un nouvel aliment par jour : yaourts, viande, légumes et même des biscuits si vous n'en avez jamais acheté auparavant. N'hésitez pas non plus à varier les modes de cuisson et de préparation, avec de nouveaux condiments, des épices inconnues...

Notez tout cela dans votre carnet.

- Posez maintenant votre carnet, fermez les yeux quelques instants et essayez de vous focaliser sur le goût : partez à l'aventure de vos sens !

Essai 1 : jouez à l'œnologue alimentaire, allez à la recherche des saveurs !

Avant de commencer l'exercice, **vérifiez** que vous avez faim. Ensuite prenez le temps et ouvrez un espace en vous afin de recevoir cette expérience sensorielle sans jugement.

Commencez par des saveurs naturelles : préparez des carottes, du concombre, du poisson ou des pâtes, sans les mélanger. Contentez-vous d'un léger assaisonnement, à la convenance de vos papilles gustatives. Tentez de faire la différence, par exemple, entre des pâtes lambda de grande consommation et des pâtes fraîches.

Essayez de percevoir le goût et les saveurs en écartant les idées associées. Tentez de les verbaliser en utilisant la terminologie des œnologues : est-ce que le goût est long ? court ? plein ? enrobé ?

Maintenant, reprenez votre liberté : **partez à la recherche** de saveurs oubliées pour les réapprendre comme un enfant.

Essai 2 : redécouvrez le plaisir de vos papilles gustatives

Tel l'œnologue avec les différents cépages d'un vin, répétez l'essai précédent avec des plats plus élaborés.

Commandez un plat cuisiné au restaurant et tentez d'en déterminer la composition. Retrouvez les ingrédients et les condiments qui le composent, leur quantité, le mode de cuisson utilisé. Cherchez ce qui manque en fonction de vos goûts.

Choisissez un mets que vous aimez et décrivez ses caractéristiques idéales sur le plan gustatif. Dans le cas d'un foie gras, le préférez-vous entier, mi-cuit ou rosé sur la tranche ? Un peu ou très salé ? Cuit au sel, épicé, avec quelle marinade ?

Essai 3 : repérez le moment où vous ne ressentez plus les saveurs de l'aliment

Ce moment est celui où votre Corps vous exprime qu'il a besoin d'autre chose. Faites-lui plaisir : changez d'aliment.

Essai 4 : recherchez votre vrai profil gustatif

À partir des essais précédents, essayez de déterminer votre profil gustatif. Êtes-vous plutôt salé ? plutôt sucré ? autant l'un que l'autre ?

Si vous aimez le sucré, essayez de déguster quelques biscuits chaque jour. Goûtez-les, concentrez-vous sur leurs saveurs. N'hésitez pas à fermer les yeux pour mieux vous recentrer sur vos papilles. Au début, vous allez culpabiliser. Progressivement, toutefois, vous vous reconnecterez avec vos sensations corporelles. Essayer de faire parler votre Corps : donnez-lui le droit de s'exprimer.

- **Chaque jour, goûtez un aliment nouveau, testez une nouvelle préparation ou choisissez un nouveau plat à la carte de votre restaurant préféré.**
- **Sur votre carnet, listez vos découvertes, vos nouvelles recettes et vos plats préférés.**
- **Évaluez sur une échelle de 1 à 10 votre plaisir de saveur.**

N'hésitez pas à collectionner les restaurants, les recettes, les nouveaux produits qui enchantent vos papilles gustatives.

En résumé, ne faites pas comme votre Tête : ne boycottez pas les sensations corporelles ! Autorisez-vous à manger selon votre faim, à ne pas terminer votre assiette, à vous faire plaisir et à manger les aliments interdits. N'ayez pas peur : si votre Corps est aux commandes, non seulement vous ne prendrez pas de poids, mais vous retrouverez celui qui vous correspond. Votre Corps vous guide à une calorie près.

Petit conseil : limitez les pesées. À ces moments-là, votre Tête reprend le contrôle.

Faites taire votre Tête !
Pensez à goûter ce que vous mangez : c'est le plaisir gustatif qui régule vos quantités.

Concentrez-vous sur votre plaisir : est-il de saveur ou de texture ?

Différencier plaisir de saveur et de texture n'est pas chose évidente *(voir 4e partie, chap. 3, « Le plaisir alimentaire »)*. Rappelez-vous l'exemple de la pizza : à la première bouchée, vous ressentez toutes les saveurs d'une façon très nette et très plaisante, tandis qu'à la dernière, celle qui termine votre assiette, si vous vous demandez quelles sont les saveurs qui composent votre pizza, vous aurez tendance à vous référer à sa texture : moelleuse, croquante... C'est la différence entre le plaisir de saveur et de texture. Quand c'est la texture qui prend le pas sur la saveur, c'est que votre Corps a exprimé un « stop ».

Ces essais vous permettront de découvrir votre vrai plaisir : celui de votre Corps et non de votre Tête.

Le plaisir de saveur ne peut s'exprimer sur plus d'une bouchée que si votre Corps vous le réclame. Choisissez donc l'aliment dont vous avez envie et avec faim. Fermez les yeux et concentrez-vous sur l'effet de vos papilles gustatives.

Assiette non terminée, ou « ANT »

Ce n'est pas parce que vous n'avez plus faim pour l'entrée que vous ne pouvez pas avoir faim ensuite pour le plat principal. La satiété peut intervenir plusieurs fois au cours d'un repas : au milieu de l'entrée, du plat ou du dessert. Le dessert ne doit pas être une récompense : le Corps a besoin de tout, des nutriments de la viande à ceux du chocolat. Laissez-vous guider par le plaisir de saveur... et posez votre fourchette quand votre Corps dit « stop ». Non seulement vous ne prendrez pas de poids, mais peut-être même que vous en perdrez.

Essai :

- **Vous qui avez peut-être toujours fini votre assiette, pour des raisons d'éducation ou par habitude, essayez, pour une fois, de ne pas la terminer. En passant au plat suivant, vous constaterez que le plaisir de saveur n'en est que plus intense.**

Quand on a toujours mis un point d'honneur à saucer son assiette jusqu'à la dernière goutte de sauce, cet exercice n'est pas évident. Au début, il demande de l'entraînement : une véritable rééducation en réalité, qui vous permettra de désintoxiquer votre Tête de vos fausses croyances.

CHAPITRE 5

Vos « craquages » : des addictions alimentaires

Quand vous « craquez », vous privilégiez une alimentation dite « calmante » ou « doudou » qui relève de l'addiction. Le sevrage des aliments « doudou », seul moyen de vous sortir de votre dépendance alimentaire, repose sur le principe d'acceptation :

- de vos émotions positives ou négatives ;
- des sensations physiques désagréables ou douloureuses ;
- des pensées associées.

Cette acceptation s'accompagne automatiquement d'un apaisement de votre Tête et de votre Corps.

Les émotions agitent votre Corps et votre Tête, mais sont limités dans le temps.

Le sevrage est difficile. Si vous en ressentez le besoin, je vous invite à coupler vos essais avec un suivi psychologique ou nutritionnel adapté.

Acceptez votre addiction alimentaire

- **Notez sur votre carnet vos envies de manger sans faim. Repérez les événements, sentiments, émotions et idées associés.**

- **Si vous remarquez que la plupart des situations de stress engendrent chez vous la prise d'un aliment que vous qualifieriez de calmant, c'est que vous êtes dans un état d'addiction alimentaire.**

Identifiez vos manifestations « addictives »

Avant de déterminer les causes, identifiez d'abord les différentes manifestations en détail. Votre carnet est indispensable pour visualiser avec précision votre comportement. Recherchez ainsi :

- **Quels sont vos rituels au quotidien ?**
- **Heure, jour, avec qui...**
- **Repérez vos comportements les plus honteux : pensées incessantes, sommeil perturbé, irritabilité...**
- **Notez sur une échelle de 1 à 10 le soulagement qu'ils vous procurent.**

Vous pourrez vous appuyer sur cette technique pour d'autres addictions comme le tabac, les achats compulsifs ou encore la trichotillomanie (arrachage de cheveux et de poils).

Arrêtez de lutter contre cette addiction

Depuis combien de temps essayez vous « d'arrêter », de « ne pas manger » « d'éviter de » ? Est-ce ça marche ?

Que vous inspire l'idée de continuer ainsi pendant plusieurs longues semaines ? Cela vous fait-il peur ? Que craignez-vous ? Que la situation empire ?

Au lieu de lutter contre cette addiction, je vous propose d'essayer au moins d'en profiter. Après tout, ce comportement ne s'impose-t-il pas à vous-même ? Vous l'avez constaté vous-même : la volonté, la motivation, ou n'importe quelle stratégie d'évitement, ça ne fonctionne pas. Ce comportement addictif, aujourd'hui, vous en avez besoin. Alors profitez-en sans culpabilité !

Provoquez vos craquages

Confrontez-vous à votre comportement… en le provoquant !

- **Quel a été votre fréquence de « craquage » ces dernières semaines : ____/semaine**
- **Tentez de maintenir cette moyenne au cours des semaines suivantes. Ex : 6/semaine**
- **Réalisez obligatoirement 6 « craquages/semaine ». N'oubliez pas : ces craquages s'imposent à vous, et quelle que soit votre détermination, vous savez que vous y céderez quand même. Alors pourquoi ne pas en profiter ?**
- **Prenez le temps pour cela : choisissez soigneusement vos aliments puisque ces craquages sont prévus… et à l'heure H, profitez de l'instant.**
- **Goûtez vos aliments de craquage, bouchée par bouchée. Si vous ne ressentez plus les goûts, changez d'aliment.**
- **Notez toutes vos observations sur votre carnet.**
- **Évaluez votre plaisir de saveur : ____ /10**
- **Évaluez votre plaisir d'effet, c'est-à-dire l'intensité de la décontraction que vous ont procuré ces aliments « doudou » : ____ /10.**

Transformez vos craquages en plaisir de saveur

Complétez vos remarques et votre évaluation sur 10 du plaisir et de l'effet en notant les événements associés. De cette façon, vous pourrez mieux en déduire les rapports de cause à effet et ainsi déterminer quand ce mode alimentaire est réellement plaisant et calmant.

- **Éliminez les craquages faiblement notés. Tentez de ne conserver que ceux qui vous sont agréables, tant par l'effet calmant que par le plaisir de saveur.**

Continuer à noter sur 10 votre plaisir d'effet et de saveur.

Repérez vos émotions

Ressentir des émotions, même négatives, est normal. Ces émotions, souveraines de votre équilibre psychique, sont à la Tête ce que la douleur physique est au Corps. Si vous marchez sur une punaise, votre pied informera votre Corps de cette intrusion par la voie de la douleur. Cette douleur joue le rôle d'agent de sécurité : elle vous permet d'adapter votre comportement pour éviter l'inflammation.

Il en va de même pour votre Tête ! Si vous êtes triste : pleurez ; si vous êtes en colère : criez ! Si une « punaise » vous stresse, pourquoi ne pas la voir et l'accepter ? Ces émotions sont primordiales pour adapter votre comportement à vos besoins psychiques.

- **Listez sur votre carnet vos émotions récentes et les événements associés.**
- **Évaluez ____ /10 l'intensité de chacune de ces émotions.**
- **Recherchez le moyen de les exprimer : paroles, cris, pleurs, écriture...**

(Voir dans la 5e partie, chap. 6, « La pleine conscience : un antidote contre le stress », l'exercice de la pleine conscience et l'acceptation de vos émotions.)

Votre Tête et votre assiette

Si la Tête impose son contrôle, ses idées et ses croyances, votre Corps sera dans l'impossibilité de se faire entendre ou même de s'exprimer !

Autorisations, interdits et frustrations

Vos envies de manger découlent directement de vos autorisations et interdits. L'interdit stimule le désir et, avec, la « puissance calmante » de l'aliment convoité. Ce désir apparaît d'ailleurs souvent pendant un moment d'ennui. En outre, le désir n'est pas aussi intense pour un aliment autorisé.

« Je tiens, jusqu'au moment où je craque ! » Pour limiter vos frustrations, responsables, entre autres, des « compensations » ou « craquages alimentaires », essayez de vous autoriser vos aliments « interdits ».

Essai 1 : listez vos aliments interdits

Chocolat, pain, biscuits, fromage, pizza... **recensez** tous les aliments que vous n'aimez pas manger, catalogués dans la catégorie des « parce que » : *« parce qu'ils font grossir, parce qu'ils sont dangereux... »*

La liste noire est complète ? Bien, passons à l'étape suivante.

Essai 2 : faites « ami-ami » avec ces aliments

- **Essayez d'en consommer au minimum un par jour lorsque vous aurez faim.**
- **Goûtez-les et évaluez sur 10 votre plaisir de saveur.**
- **Quels sont vos préférés ?**
- **Autorisez-vous un repas « interdit ». Au bout de quelques semaines, prévoyez ainsi un repas composé uniquement d'un seul ou de plusieurs de ces aliments interdits.**

Évidement, il ne s'agit pas de vous asseoir devant une montagne de frites tout seul dans votre cuisine et de les manger en entrée, en plat et en dessert ! L'idée, c'est d'inscrire ce repas interdit dans un cadre propice : dégustez-le avec faim, seul ou accompagné, pourvu que le cadre soit rassurant et agréable. Par exemple : une fondue au chocolat entre amis, une fondue au fromage dans un restaurant convivial, ou une pizza et un tiramisu faits maison.

- **Concentrez-vous sur les saveurs de la première à la dernière bouchée et notez sur votre carnet :**

☐ **ce que vous ressentez**

☐ **la façon dont vous vous êtes comporté(e)**

☐ **le niveau de votre culpabilité**

L'objectif est à la fois d'écouter votre Corps et de vous libérer de votre culpabilité.

Comment « lâcher prise » et limiter le contrôle alimentaire ?

Le fait de manger « raisonnablement » dans la journée, autrement dit de se restreindre, provoque, à moyen ou long terme, les pulsions du soir ou du week-end. Pour combattre ce phénomène, essayez l'exercice suivant sur une période de quelques jours :

Essai 1 : apprenez à être « déraisonnable »

Soyez déraisonnable pendant la journée : consommez, tous les jours, au moins un aliment interdit. Ne choisissez pas cet aliment au hasard : laissez-vous guider par votre *appétit spécifique (voir 4e partie, chap. 1, « Comment apprend-on à manger ? »).*

Si vous n'aimez pas quelque chose au cours de votre repas, même une roquette bien « raisonnable », ne mangez pas. L'objectif de cet exercice est de faire la paix avec les aliments.

Rappel : l'alimentation, c'est comme une mélodie. Si vous jouez toujours les mêmes notes, elle vous sera bientôt inaudible. Si vous jouez des notes différentes et non attendues, elle sera harmonieuse et équilibrée.
L'équilibre, ou l'harmonie, c'est un ensemble de déséquilibres !

Essai 2 : lâchez prise et donnez les rênes à votre Corps !

Manger par un acte uniquement volontaire signifie que votre Tête veut prendre le contrôle. Cette attitude a pour conséquence de dérégler votre comportement alimentaire.

Comment réapprendre à faire confiance à votre Corps ? Voici quelques expériences qui vous aideront à vous fier à lui :

- **Attendez d'avoir faim : c'est votre Corps qui gère et non la Tête.**
- **Choisissez les aliments par envie, parce que c'est « bon en bouche » et non parce que « c'est bien ».**
- **Ne vous laissez pas guider par les autres. Après tout, vous seul ressentez votre Corps !**
- **Continuez à découvrir de nouveaux aliments, de nouveaux restaurants et notez-les dans votre carnet.**

Comment vous libérer des restrictions préventives ?

« Je déjeune léger parce que je vais au restaurant ce soir. » Avez-vous connu ce genre d'expérience ? Décrivez-la dans votre carnet.

Essai : le dîner d'exception

Attendez, pour cela, le prochain repas de famille ou d'anniversaire, le prochain dîner dans un restaurant exceptionnel.

- **Pendant les heures précédant ce repas, soyez à l'écoute de votre Corps. Si, au moment de passer à table, vous ressentez une sensation de faim, attaquez votre assiette, sans éviter les aliments interdits.**
- **Au moment de l'entrée, puis du plat principal, essayez d'en laisser dans votre assiette, afin de « faire de la place » pour votre dessert.**
- **Au cours des jours suivants, écoutez-vous.**

Seul votre Corps saura exactement ce qu'il a ingéré : il vous guidera en conséquence. Patience... essayez d'avoir confiance en vous !

Comment vous libérer des restrictions compensatrices ?

« J'ai pris un dessert à midi, alors je me contente d'une soupe au dîner. »

- **Prenez un repas copieux et attendez le suivant.**
- **Ne vous limitez pas au repas suivant. Mieux : n'attendez pas le repas suivant si vous avez faim avant et mangez quand vous en ressentez le besoin, suivant vos envies.**

Notez vos peurs, vos doutes, votre culpabilité et ce que vous ressentez dans votre carnet. Encore une fois, essayez d'identifier qui, de la Tête ou du Corps, est à la source de votre besoin.

Vos difficultés et vos pensées automatiques

« Je ne dois pas gâcher de la nourriture, on m'a toujours appris à terminer mon assiette. »

« Si je suis invité, je dois terminer mon assiette pour faire honneur à la maîtresse de maison. »

« Si je ne termine pas, mes parents vont s'inquiéter. »

« Si tout le monde termine, pourquoi pas moi ? »

« Une bouchée de trop et c'est foutu : je finis tout, je n'arrive plus à m'arrêter. »

Notez et observez quelles sont vos pensées réflexes au quotidien. Interrogez-vous, à l'aide du tableau ci-dessous, sur la réalité de ces pensées : qu'auriez-vous pu penser d'autre ?

Pensées réflexes	Autres pensées
« Je ne dois pas gâcher la nourriture »	*« Je n'ai pas à me remplir pour les autres. De toute façon, les petits Éthiopiens n'auront pas la fin de mon assiette. »*
« Le plat que j'ai commandé était cher, alors je le finis »	*« Au restaurant, j'achète aussi un plaisir culinaire, un moment convivial. Donc, je ne vais pas payer pour me faire du mal, sans profiter du plat ! Quand je n'en peux plus, quand je n'ai plus de plaisir de saveur, j'arrête et je profite mieux de la fin de la soirée ! »*

Les fausses croyances qui vous gouvernent

Rappelez-vous, nous en avons parlé dans la première partie :

- **le « bon »** n'est pas forcément bon : *« Tout ce qui est bon fait grossir, tout ce qui n'est pas bon fait maigrir. »* Comme si ce qui était bon pour la santé avait forcément mauvais goût !
- **l'aliment récompense** : *« J'ai passé une bonne journée, je mérite bien un apéritif au saucisson »* ;
- **l'aliment réconfort** : *« Un lait chaud le soir aide à se calmer avant de s'endormir »* ;
- **l'aliment préventif** : *« Il faut manger au petit déjeuner. »* Le caractère obligatoire de ce rituel matinal traduit la peur de ne pas tenir et la peur de compenser en mangeant plus à midi ;
- **l'aliment stockage** : *« Il faut terminer son assiette. »* Cette croyance traduit, elle aussi, la peur du manque ;
- **l'aliment interdit** : *« Les aliments interdits font grossir »*.

- **Et vous, quelles sont vos fausses croyances ?**

Les facteurs aggravants de votre comportement alimentaire

Certaines pensées ou phénomènes ont beau sembler logiques, elles aggravent la situation en stimulant les compulsions alimentaires, accroissant le pouvoir calmant des aliments. C'est le cas de l'interdiction, des stratégies d'évitement (ne pas acheter de biscuits pour ne pas être tenté au goûter, ranger les aliments tout en haut du placard pour ne pas les avoir sous la main), des restrictions ou encore des régimes.

« Y'a qu'à » : « Il n'y a qu'à moins manger et je perdrai du poids »

Faux ! Si la loi du « il faut que » ou du « il n'y a qu'à » fonctionnait réellement, personne ne souffrirait de ce type de problème !

Le Corps ne fonctionne pas suivant des règles mathématiques. Ainsi, à moins d'être confronté à une grande famine, le Corps obéit à une autre loi organique : celle de l'adaptation et, donc, de la résistance à la perte de poids !

L'intrusion des autres

Elle peut se manifester de deux façons différentes, en fonction de la personne en face de vous.

- **les tentateurs** : *« mais pourquoi tu ne prends pas de dessert si tu en as envie ? »* En état de liberté alimentaire, les « libres-mangeurs » *(voir 4e partie, « Liberté alimentaire : mythe ou réalité ? »)* ne pensent pas leur alimentation et, de ce fait, simplifient leur comportement. Ne connaissant pas de lien aliment-émotion, ils n'ont pas conscience de toutes vos difficultés. Résultat ; cette liberté alimentaire dont ils jouissent sans se cacher peut vous agresser et leurs remarques, qui partent pourtant d'un bon sentiment, être vécues de façon douloureuse.
- **les anges gardiens** : *« tu manges trop, pas étonnant que tu ne maigrisses pas. » « Moi, si j'étais toi, j'éviterais de manger ceci ou cela... »* Encore une fois, ces amis qui vous veulent du bien ne sont pas dans votre Corps et ne savent pas ce que vous vivez. Leurs remarques ne font qu'aggraver votre culpabilité.

Tout ce que l'on vous dit, vous le savez déjà ! Cela ne résout pas votre problème pour autant. Ne vous accablez pas si vous répondez à ces intrusions de façon agressive, même si elles sont bien intentionnées : c'est *normal* ! N'hésitez pas à rabrouer votre tentateur ou votre ange gardien. Si vous ne le faites pas, vous déplacerez votre frustration sur votre assiette, en vous jetant sur votre nourriture calmante.

Vous seul pouvez savoir ce que vous ressentez : les autres ne sont pas dans votre Corps !

Comment couper le lien aliment-émotion ?

Acceptez vos émotions

L'acceptation de ses émotions annule les effets toxiques de l'accumulation de souffrances : elle procure un apaisement immédiat et durable. Ce travail n'est pas évident à réaliser seul. Aussi, après quelques essais, et seulement si vous en ressentez le besoin, je vous invite à vous faire aider par un thérapeute spécialisé dans le « *mindfulness* ».

Essai :

Lorsqu'une émotion apparaît, ne la laissez pas disparaître : essayez de la reconnaître et l'accepter.

- **Fermez les yeux, concentrez vous quelques instants sur votre respiration et laisser vos pensées venir. Laissez les images et les souvenirs affluer et faites sur chacun un « arrêt sur image ».**

Cette expérience se rapproche des exercices de la pleine conscience. Alors n'hésitez pas, si vous le souhaitez, à piocher parmi les exercices de respiration que je vous propose dans les pages à venir.

- **Comptez le nombre d'émotions que vous avez ressenties.**
- **Décrivez-les dans votre carnet, expliquez à quel point elles ont été douloureuses. N'hésitez pas à vous apitoyer sur vous-même. Oui, vous avez réellement eu mal ! Tentez d'échapper à l'évitement de votre émotion : ne la banalisez pas.**

Votre vidange émotionnelle

Quotidiennement, faites votre vidange émotionnelle. L'écriture ou la méditation sont, par exemple, des méthodes qui vous permettront de « voir » vos émotions sans encourir un risque quelconque.

- **Pourquoi n'essayez-vous pas de vous défouler sur une page blanche de votre carnet ? Si c'est une personne qui vous inspire votre ressentiment, elle n'en saura rien. Vous avez tous les droits. N'hésitez pas à être vulgaire si cela vous fait du bien. Encore une fois : personne ne vous lira. Alors, profitez-en !**

Essayez tous les jours de faire un « topo émotionnel » sur votre journée. Commencez par exemple par : *« Aujourd'hui, j'ai été stressé parce que... »*

Estime de soi et affirmation de soi

Essai 1 : initiation à l'estime de soi

Vous avez beaucoup de valeur. Il vous est difficile de le concevoir ? Alors vous souffrez peut être d'un manque d'estime de vous-même. Et, par conséquent, d'une affirmation de soi inadaptée.

Votre comportement alimentaire est un symbole de bien-être ou de mal-être lorsqu'il est inversement proportionnel à l'estime de soi.

> *« Je pense que je serai plus compétente ou en tout cas plus appréciée si j'étais plus belle. »*

Cette pensée rejoint le problème du regard des autres et de l'estime de soi. S'accepter soi-même et se faire accepter des autres vont de pair : car l'acceptation des autres n'est que la conséquence de l'acceptation de soi. C'est d'abord en travaillant de façon égoïste, c'est-à-dire en vous recentrant sur vous, que vous pourrez ensuite projeter une image positive de vous-même.

Vous allez essayer d'imaginer que vous êtes quelqu'un de bien et vous confronter à votre peur sur l'estime de soi.

- **Listez sur votre carnet vos qualités. Attention ! Recensez-en dix au minimum !**
- **Vérifiez l'authenticité de ces qualités en les illustrant avec des expériences de vie.**

Essai 2 : initiation à l'affirmation de soi

Il est très difficile de dire *non* si on ne s'accepte pas. Tout ce que vous n'osez pas dire, vous le subissez et finissez par le ravaler en avalant des aliments. Vous êtes dans la passivité relationnelle : vous voulez toujours faire plaisir, mais vous le faites au détriment de vous-même.

Fixez-vous comme objectif :

- **D'entendre deux *non* par jour : posez des questions, de préférence à des inconnus, auxquelles on ne pourra que vous répondre par la négative. Ex : un service impossible à rendre, une baguette dans une boulangerie en rupture de pain...**
- **Notez vos impressions.**
- **Ensuite, refaites l'essai avec des personnes plus proches de vous, dans votre entourage personnel ou professionnel.**
- **Notez vos impressions.**
- **La prochaine fois que l'on vous pose une question, essayez de dire « non, merci ».**
- **Notez votre premier vrai *non* dans votre carnet : c'est une victoire, alors tracez des lettres gigantesques !**
- **Renouvelez l'expérience à l'envi...**

CHAPITRE 6

Prenez soin de vous

La vie moderne a son lot de servitudes et de contraintes : transport en commun, boulot, repas sacrifiés, insomnies... à force, on s'oublie ! On ne prend plus le temps de se préserver, de penser à soi.

Ce chapitre s'adresse à tous ceux qui s'oublient ou qui se sacrifient pour leur travail ou pour autrui, à tous ces supermen et superwomen qui ne s'accordent que 10 minutes de tranquillité par jour : sous leur douche !

Bien manger ou adapter vos recettes à vos besoins ne suffit pas. Accorder du temps à votre Corps et à votre esprit est également primordial... mais pas toujours évident. Comment pouvez-vous être disponible pour les autres si vous ne l'êtes pas pour vous-même ? Quelles sont vos priorités ? Le secret du bien-être est de savoir s'écouter et donc ne pas s'oublier ! Un zeste d'égoïsme vous ferait du bien !

Comment équilibrer plaisir alimentaire et plaisir de vie ?

Ce n'est pas parce que nous parlons de comportement alimentaire qu'il faut oublier que la vie ne se limite pas aux contours de son assiette. Pour se sentir bien dans son Corps, il est important d'oublier sa Tête. Et pour que la Tête accepte d'être mise de côté, elle a besoin d'être épanouie. Qu'elle ressente, en somme, le plaisir de vivre.

L'harmonie de notre vie se joue entre plusieurs compartiments :

- la vie amicale ;
- la vie amoureuse ;
- la vie familiale ;
- la vie professionnelle.

Si un compartiment déborde, ce sera au détriment d'un autre. Ce sentiment de vide, vous le compenserez par votre alimentation : vous remplirez le compartiment avec du grignotage ou des compulsions alimentaires !

Pour avoir une vision d'ensemble de vos compartiments de vie, je vous invite à remplir le tableau ci-dessous en inscrivant, pour chaque compartiment, vos activités, vos plaisirs, etc.

Vie amicale	Vie amoureuse	Vie familiale	Vie professionnelle	Plaisirs de vie personnels

Si une case est manifestement plus vide qu'une autre, essayez de réfléchir à la façon dont vous pourriez la remplir. La souffrance de vie vient bien souvent de ces manques affectifs, de l'incapacité à dire *non*...

Évidemment, cet exercice ne remplace pas un suivi avec un thérapeute, qui pourra vous aider à rééquilibrer votre vie selon votre histoire et vos priorités, sans jugement ni évaluation d'autrui.

Essai : retrouvez vos plaisirs de vie

Afin de vous aider à remplir les cases qui vous semblent plus vides que les autres, je vous propose de :

- **Faire une liste de vos plaisirs de vie.**

Accordez-vous un plaisir quotidiennement à noter dans votre carnet.

Exemples :

- ☐ **bien dormir**
- ☐ **se réveiller sans réveil**
- ☐ **faire l'amour**
- ☐ **voir de beaux paysages**
- ☐ **acheter et offrir un cadeau**
- ☐ **recevoir des compliments**
- ☐ **être au bord de la mer**
- ☐ **lire un article sur mes clients**
- ☐ **lire un livre passionnant**
- ☐ **voir un film**
- ☐ **regarder un tableau qui me plaît**
- ☐ **recevoir un mail de mes enfants**
- ☐ **recevoir des fleurs**
- ☐ **être invité(e) à dîner**
- ☐ **quand mon mari finit un bricolage pour la maison**

- **Réaliser un plaisir par jour. Indiquez-le dans votre carnet.**

Dernier petit exercice, pour la route :

- **Dressez, comme une jolie table, une liste de vos activités « plaisir ». Et fixez-vous comme objectif d'en choisir une pour chaque jour que vous vivez. C'est indispensable pour apprendre à vous connaître et, donc, pour savoir répondre à vos besoins.**

Un loisir pour soi

Le loisir symbolise qui vous êtes. Social ou solitaire, il redessine les frontières entre vous et votre entourage. Cette affirmation de soi est naturelle, alors ne culpabilisez pas si cela vous coûte un peu de temps et un peu d'argent.

Ateliers *scrapbooking*, matchs de foot à la télé chez un copain et autres virées shopping avec les copines du club de gym sont autant de cures de jouvence. Laissez-vous tenter !

Essai 1 : adaptez votre loisir à votre rythme de vie

- **Quelles sont les activités que vous appréciiez auparavant et qui ne figurent plus dans votre planning ? Ciné, théâtre, expo, peinture, méditation ?**

Attention : avant de suivre une amie dans la pratique de son loisir, réfléchissez sur ce qui *vous* plaît.

- **Étudiez une nouvelle organisation de votre planning : métro/boulot/loisir/dodo.**
- **Étudiez le budget de cette activité.**
- **Choisissez l'activité la plus pratique, près de chez vous ou de votre lieu de travail...**

Quelques idées de loisirs relaxants : soin de visage et Corps en institut, massage, hammam, sauna, match de foot, expositions, etc.

Listez vos idées de loisirs en fonction de quatre critères :

Seul à domicile	Seul à l'extérieur	À deux minimum à domicile	À deux minimum à l'extérieur
Bain/douche relaxante	Cinéma Expositions Cours de tango	Un dîner/jeu de société	Cinéma Restaurant Exposition

- **Notez sur votre carnet vos loisirs prévus.**

Un zeste d'égoïsme : pensez d'abord à vous !

Pour vous, c'est toujours trop cher, alors qu'offrir un vêtement dernier cri à votre partenaire est toujours un plaisir ! En êtes-vous si sûr ?

Essai : la liste de vos courses

- **Réalisez votre liste de courses.**

... Ça y est ? Vérifiez de ne rien avoir oublié... Tout y est ? Des gâteaux pour les enfants ? De la crème hydratante pour votre femme ? De la mousse à raser pour votre mari ?

Et pour vous, alors ?

- **Regardez à nouveau votre liste. Vous n'aviez rien noté pour vous ? Alors, faites-le !**

Pensez à vos besoins, faites-vous un petit plaisir : la marque de shampooing ou les fruits que vous préférez. Soyez généreux avec vous-même.

Cet exercice ne sera pas évident pour tout le monde. Essayez et vous verrez : peu à peu, vous apprécierez de penser à vous ou plutôt, de vous accorder le droit de penser à vous. Vous le méritez autant que ceux que vous gâtez.

Quand vous choisissez une recette, vous commencez bien par faire la liste des ingrédients choisis ! Alors, pour le respect de votre harmonie intérieure, ne vous oubliez pas quand vous faites vos courses !

La pleine conscience : un antidote contre le stress

Développer une pleine conscience de chaque instant, c'est-à-dire une conscience sensorielle ouverte, sans jugement, déconnectée des mécanismes de représentation mentale[1].

1. Yasmine Liénard, psychiatre, praticien attaché de consultation à l'hôpital Cochin, pavillon Tarnier, service du Pr. Granger.

En pratique, c'est la reconnaissance et l'acceptation des émotions ou sentiments négatifs (colère, vide, sous-estimation de soi), associée aux sensations corporelles.

Les exercices de pleine conscience aident à rentrer en contact avec votre expérience sensorielle et vos émotions, en vous plaçant dans un rôle d'observateur. Cette attitude vous inscrit dans le présent dans le but d'accueillir et d'accepter ce qui vous arrive (sensations, pensées et émotions).

En cas d'angoisse, de stress, de contrariété, de sentiment d'abandon ou de vide, n'hésitez pas à vous concentrer sur l'instant présent et sur vos sensations corporelles pour être *ici* et *maintenant*.

Ces exercices peuvent se faire seul ou en groupe, guidé par un thérapeute spécialisé dans le *Mindfulness-Based Cognitive Therapy* (MBCT). Ils vous amènent à « voir vos émotions » et à les accueillir en essayant d'éviter tous jugement associés.

Quelques instants de silence

Chez ceux qui remplissent de façon compulsive leur agenda afin d'éliminer la moindre minute de pause, le moindre vide, le silence fait peur. Cette suractivité, ce besoin de se remplir de tout, possessions, travail, nourriture ou même de l'autre, vise à éviter les sensations de vide, de manque d'amour ou d'insécurité.

Pourtant, pour renforcer votre équilibre intérieur, pour mieux sentir vos sensations, vos messages corporels (faim, fatigue, plaisir, etc.), vous avez besoin de calme, de détente et de silence.

L'expérience du silence, trop souvent négligée, est pourtant une nécessité pour se recentrer. Alors, jetez-vous à l'eau !

Essai : l'expérience du silence

- **Cherchez un lieu calme.**
- **Éteignez votre téléphone.**
- **Asseyez-vous, tenez vous droit(e), posez les mains sur vos genoux ou, si vous préférez, allongez-vous.**

- **Fermez les yeux.**
- **Décontractez tout votre Corps : commencez par la tête, le cou, les épaules, puis descendez ainsi jusqu'au bout de vos orteils. Concentrez-vous sur toutes les parties de votre Corps, les unes après les autres.**
- **Ressentez-vous.**
- **Puis respirez : inspirez, soufflez. Recommencez plusieurs fois.**

Commencez par y consacrer 30 secondes puis 60, 120, 180... Puis 5 à 10 minutes par jour. Profitez de ce moment agréable pour être avec vous-même.

Essai : initiation à la relaxation et à la méditation

Pour cela, asseyez vous confortablement dans un siège, les mains posées sur vos genoux et fermez les yeux.

- **Tout d'abord, reprenez l'expérience du silence.**
- **Observez votre respiration sans la modifier. Contentez-vous de l'écouter.**
- **Concentrez-vous sur vos sensations dans chaque partie de votre Corps, l'une après l'autre, tout en fermant les yeux. Recherchez à ressentir votre nuque, vos épaules, le mouvement de votre buste... Restez quelques instants sur chacune des parties du haut de votre Corps jusqu'à la pointe de vos orteils. Accueillez vos sensations sans chercher à les contrôler.**
- **Puis, sortez de votre Corps pour ressentir le monde extérieur. Toujours les yeux fermés, ressentez la chaleur sur votre peau, les bruits extérieurs, le goût de votre bouche, le toucher par le contact avec votre chaise et l'odeur de votre environnement.**
- **Accueillez vos pensées, observez-les sans les juger, sans partir dans des réflexions sans fin. Observez simplement vos pensées.**
- **Prenez peu à peu conscience de ce lien entre vos émotions et vos pensées. Regardez-les, ressentez-les, et laissez-vous aller à vivre vos émotions.**
- **Enfin, au bout de quelques minutes, reprenez conscience de votre environnement, puis de vos sensations, de votre respiration, de votre Corps.**
- **Revenez à vous ici et maintenant.**

Il est intéressant de pratiquer cet exercice tous les matins pendant au moins un mois.

Vivre l'instant présent

Se projeter sans cesse hier et demain est source d'anxiété. Difficile d'apprécier l'instant présent de votre déjeuner si vous êtes déjà dans votre réunion de l'après-midi. Aussi, chaque chose en son temps...

Essai 1 : revenez à l'instant présent

- **Découpez votre journée, heure par heure.**
- **Ne pensez qu'à ce qui se passe là, maintenant. Si des pensées futures vous assaillent, reconnectez-vous sur l'action présente.**
- **Au début, vous vivrez de nombreux allers-retours au niveau de vos pensées.**
- **Peu à peu, recherchez votre plaisir dans l'action présente.**

Essai 2 : ressentez votre environnement à l'instant présent

- **Dans un jardin, lors d'un repas, au sein d'une fête, essayez de vivre l'instant présent. Concentrez-vous sur vos conversations amicales, ressentez les émotions qui sont véhiculées par le partage.**
- **Accueillez vos sensations : un plaisir gustatif, le contact d'une main, l'odeur du jardin...**
- **Recherchez votre plaisir de vivre ces instants.**
- **Accueillez vos émotions quand elles viennent, sans les brider : la joie, la tristesse, la colère...**

Au début, essayez juste une fois par jour, puis deux et... soyez ambitieux : tentez de le faire à chaque instant de votre vie.

Non sportif, comment retrouver le plaisir de bouger ?

Bien dans sa tête, bien dans sa peau ? Pour cela, il faut bouger ! Bouger, c'est évacuer le stress, se sentir léger et prêt à soulever des montagnes. Entretenir sa forme permet de conserver une bonne santé et un dynamisme corporel. Une activité physique favorise un comportement alimentaire et un psychique harmonieux. C'est une source d'enrichissement inépuisable !

Attention : ne vous forcez pas. C'est comme pour tout : si vous n'en ressentez pas l'envie, ne commencez pas. L'envie viendra et ce jour-là, vous découvrirez avec plaisir une activité sportive de loisir.

Essai : recherchez une activité de loisir pour le plaisir

La marche : c'est une activité naturelle, bien tolérée par tous ceux qui ne sont pas sportifs ! L'adaptation progressive du cœur et de la respiration rend cette activité profitable à tous ! 5, 10, 15, 20 ou 30 minutes de marche à pied à une allure lente, modérée ou rapide, et ce 3 fois par semaine, permet d'améliorer votre forme. La marche se pratique partout, en allant au travail, en promenade, faire du shoping ou en randonnée. L'effort est minime et c'est gratuit ! Cette activité se pratique aussi bien en groupe, avec des amis, que seul, dans moment plus méditatif.

Pourquoi ne pas faire un bout de chemin à pied en rentrant du travail ? Pour profiter de cette phase de décompression, marchez lentement, prenez votre temps.

La bicyclette : moins chère et, dans les grandes villes, plus rapide que la voiture, elle est idéale pour faire travailler son souffle et ses muscles sans s'en rendre compte.

La natation : idéale en cas de problème articulaire. L'eau, élément relaxant par référence, agira comme une force en développant des muscles qui habituellement ne travaillent pas. Commencez par vous déplacer dans l'eau puis, si l'envie est là, laissez-vous flotter, faites quelques mouvements. Ça y est : vous nagez !

La gymnastique, la danse, le yoga : à consommer avec plaisir !

Salsa, tango, danse de salon, danse africaine ont en commun d'entretenir la musculation et de la respiration. À pratiquer chez soi, en musique, en salle, en soirée, sans forcer !

L'activité physique est avant tout un instant à soi, un moment de plaisir et un bien-être de Tête et de Corps.
Alors, si vous n'aimez pas, ne vous forcez pas !

CHAPITRE 7

L'autorisation : le secret de la liberté alimentaire

Si vous vous autorisez tous les aliments que vous souhaitez consommer, vous ne ressentirez plus le besoin de vous lâcher. Manger du chocolat quand vous en ressentez le besoin vous permettra de l'apprécier à nouveau plus tard, au lieu d'en faire un aliment diabolique... donc tentant... donc frustrant... donc objet de lâchage... donc culpabilisant ! La prochaine fois, il y a de fortes chances pour que votre consommation soit guidée, cette fois, par votre Corps et non votre Tête.

Donnez-vous le droit au plaisir ! Il équivaut au droit de prendre soin de vous : ne vous oubliez pas !

Petit exercice, à répéter souvent : dégustez, avec faim, un aliment interdit que vous vous interdisez tous les jours, comme un aliment sucré. Prenez le temps de goûter l'aliment et d'être attentif à votre plaisir de saveur...

Pour conclure, voici quelques slogans des campagnes nutritionnelles « action au sein du canton de Genève » de Magali Volery, conseillère scientifique, service de prévention et de promotion de la santé :
« Maigrir fait grossir »
« Écouter sa faim pour ne pas manger sans fin »
« Plante ta télé et va jouer »
« Pour sa santé, chaque pas compte »

CHAPITRE 8

La fin de votre suivi comportemental en pleine conscience alimentaire

Vous sentez-vous plus libre ? Listez ce que vous ont apporté cet ouvrage et votre suivi comportemental en pleine conscience alimentaire.

Afin de conclure votre suivi, je vous propose de revenir à l'essai du début : écrire une lettre. Mais cette fois, il s'agit d'une lettre d'au revoir, ou d'adieu, à votre comportement alimentaire.

Comparez-le, à nouveau, à un amant ou une maîtresse, et commencez par « Cher comportement alimentaire... ».

Racontez-lui votre vie d'avant, votre parcours et ce que vous avez gagné à vous détacher de lui. Remerciez-le pour tout ce qu'il vous a apporté... Puis dites-lui au revoir.

Si vous le souhaitez, vous pouvez envoyer cette lettre aux PUF, à l'attention de Florence Pujol (c'est moi !). Bien évidement, ne vous connaissant pas, il me sera difficile de vous répondre sous forme de conseils ou de commentaires. Cette lettre, toutefois, trouvera un destinataire et une lecture attentive. Vous, votre expérience et vos ressentis pourront peut-être aider tout ceux ou celles qui souffrent encore. Bien évidement, elle restera anonyme.

Bien à vous.

CHAPITRE 9

Se faire aider

Cet ouvrage ne remplace pas un suivi avec un professionnel de la nutrition comportementale ou avec un thérapeute. Il se peut que seul, vous ne vous en sortiez pas. C'est pourquoi, si vous en ressentez le besoin, vous pouvez vous faire aider par un professionnel.

Se faire aider n'est pas une démarche évidente. Quand ? Comment ? Avec qui ? Encore une fois, laissez votre « intelligence intuitive » vous guider.

Quand ? Avant tout quand vous en ressentirez le besoin ! En fonction de vos observations, vous rencontrerez de nombreuses difficultés. Aussi, pour aller plus loin dans cette démarche, je vous invite à vous informer et suivre votre instinct.

Avec qui ? Vous seul pouvez répondre. La rencontre avec un professionnel est avant tout une rencontre humaine. Alors, n'hésitez pas à rechercher la personne avec laquelle vous vous sentirez bien pour vous accompagner dans votre démarche de bien-être... dans votre assiette !

Les diététiciens-nutritionnistes comportementalistes

Objectif

Il a pour vocation de vous accompagner dans la reconquête de votre liberté alimentaire. Pour cela, il vous aide à vous réapproprier votre Corps et votre alimentation. Le but est d'éviter tout « dressage » par le biais d'un cadre alimentaire quelconque !

Les diététiciens-nutritionnistes spécialisés en comportement alimentaire

Les diététiciens et nutritionnistes sont des professionnels paramédicaux spécialistes de la nutrition et de la diététique. Tous les diététiciens-nutritionnistes ne sont pas formés à la notion de comportement alimentaire. Aussi, pour éviter de vous retrouver avec, en guise de prescription, un « polycopié régime », préférez un spécialiste du comportement alimentaire. Ce diététicien diplômé en troubles des conduites alimentaires ou en techniques comportementales alimentaires ne se contentera pas d'adapter des conseils à la suite d'un bilan nutritionnel, il vous accompagnera aussi lors des différentes étapes que je vous propose dans cet ouvrage.

Il vous permettra ainsi d'identifier les mécanismes sous-jacents qui provoquent vos compulsions alimentaires, vos grignotages et autres difficultés. Cette démarche a le même but que celle que vous venez de découvrir : manger par faim, avec plaisir et éviter les prises alimentaires « sous contrôle » ou « sans contrôle » d'aliments « doudous ».

www.florence-pujol.org

Différence entre un diététicien et un nutritionniste

Le terme de « diététicien » est légiféré et protégé par une loi (l'article L. 4371 du code de la Santé publique), contrairement à l'appellation « nutritionniste ». Ainsi, aucun diplôme n'est obligatoire pour exercer la fonction de nutritionniste. La spécialité de « nutrition » ou l'internat de nutrition n'existe par encore. Les médecins spécialistes en nutrition sont alors les diabétologues ou endocrinologues.

Selon l'AFDN (Association française des diététiciens-nutritionnistes), « le terme "nutritionniste" est à ce jour un adjectif qui ne correspond pas à un titre. Il peut donc être utilisé après le titre "diététicien" comme le prévoit d'ailleurs l'article L. 4371-2 du Code de la Santé publique. Le titre "diététicien" est néanmoins le seul titre qui qualifie cette profession et qui est protégé par la loi. »

Cette loi, en vigueur depuis le 28 juillet 2009, précise encore : « Seules peuvent exercer la profession de diététicien et porter le titre de diététicien, accompagné ou non d'un qualificatif, les personnes titulaires du diplôme d'État mentionné à l'article L. 4371-3 ou titulaires de l'autorisation prévue à l'article L. 4371-4 ou mentionnées à l'article L. 4371-7.

Un diététicien-nutritionniste n'est pas un psy

L'expertise d'un diététicien-nutritionniste, toutefois, a des limites. Pour certains, un professionnel de la nutrition comportementale ne suffira pas. Car bien souvent, les troubles de la relation alimentaire relèvent d'un problème psychique. Dans mon livre, je vous ouvre ainsi des pistes de réflexion, des portes sur votre passé et vos intolérances émotionnelles. Les fondements de vos troubles, l'apprentissage de l'acceptation de vos émotions, l'acquisition des principes de vie en pleine conscience, sont autant de techniques qui peuvent être initiées par un professionnel de la nutrition comportementale, mais à approfondir avec un autre spécialiste. Se sentir bien dans son Corps, être capable de séduire et de gérer à la fois son rôle de mère/père et de femme/homme, apprendre à vivre avec son histoire et accepter ses émotions... Ces dimensions trop souvent refoulées ou évitées peuvent ainsi êtres prises en charge dans le cadre d'une psychothérapie.

Psy ou pas psy ?

Vous avez encore du mal à vous accepter ? Un suivi psychologique serait peut-être utile pour vous faire travailler sur votre image corporelle. Votre Corps bloque la perte de poids car il sait que vous n'êtes pas bien dans votre peau : si vous ne parvenez pas à voir les choses autrement, vous risquez de retomber dans la restriction.

Le suivi psychologique permet de toucher l'inconscient, afin de définir, comprendre, et travailler sur vos pensées douloureuses. Si votre suivi comportemental a abouti à enlever les pansements et révéler la souffrance qui se cache derrière votre comportement alimentaire, il est peut-être temps de soigner ces plaies avec un thérapeute.

Il existe de nombreuses techniques psychothérapeutiques. À chacun la sienne !

Psychanalyse et psychanalyse active

« La psychanalyse est un ensemble d'outils destinés à l'apprentissage de la connaissance de soi-même. Cette connaissance a pour finalité de déterminer les causes du mal-être d'aujourd'hui afin de dégager les éléments qui vont permettre de modifier certains comportements du présent, en prenant conscience des erreurs passées. Ceci va impliquer une meilleure utilisation des potentialités dans le futur. »

www.genevieveabrial.com
www.aerpa.com
www.associationpsychanalytiquedefrance.org
www.federation-professionnelle-de-psychanalyse.com

Association GROS (Groupe de réflexion sur l'obésité et le surpoids)

« Les personnes obèses ou en surpoids, en souffrance avec leur poids ou leur comportement alimentaire sont confrontées à des difficultés complexes. Notre site propose un panorama critique des méthodes favorisant la minceur (...). Nous passons en revue les principales théories de l'obésité fondées sur la nutrition, la biologie et la génétique, la psychologie d'orientation psychanalytique ou comportementale et cognitive. »

www.gros.org

Faire face aux expériences traumatiques : TCC et EMDR

Il s'agit d'être accompagné pour faire face aux traumatismes passés, oubliés ou non, refoulés ou non, mais aujourd'hui toujours douloureux.

Attention : ça secoue ! Pour « digérer l'événement », certaines émotions vont remonter à votre conscience afin d'être « évacuées ».Si le traumatisme n'est pas trop ancien, la thérapie comportementale et cognitive peut vous aider. À l'inverse, si votre traumatisme est multiple ou qu'il remonte à votre enfance, un EMDR (voir ci-dessous) sera plus recommandé.

Les thérapies cognitives et comportementales (TCC)

« Un autre domaine en développement est la médecine comportementale, qui vise à provoquer et à maintenir des comportements favorables à la santé : gestion du stress, réduction des comportements tabagiques et alcooliques, amélioration de l'observance médicamenteuse. Par le biais de la relaxation et du *biofeedback*, la médecine comportementale s'intéresse aussi à d'autres pathologies : céphalées de tension, tics, douleurs chroniques... »

www.aftcc.org

Eye Movement Desensitization and Reprocessing (EMDR)

« L'EMDR, thérapie d'intégration neuro-émotionnelle par des stimulations bilatérales alternées (mouvements oculaires ou autres), a été découverte en 1987 par une psychologue américaine, Francine Shapiro, membre du MRI de Palo Alto.

L'EMDR permet la remise en route, par un traitement adaptatif naturel, d'informations douloureuses bloquées (par exemple après un choc traumatique). Cette thérapie permet également la mobilisation de ressources psychiques et la restauration d'une estime de soi déficiente.

Le traitement de l'information est un phénomène naturel de "digestion" des événements de vie ou de souffrances existentielles parce qu'il articule :

- une baisse et donc une remise à niveau des émotions ;
- une résolution des déséquilibres psychocorporels ;
- une intégration de "souvenirs" pathogènes dans la mémoire, qui cessent ainsi d'être douloureux. L'EMDR ne peut ni effacer, ni changer le passé, mais permet qu'il ne fasse plus mal ;
- une restauration de l'estime de soi.

Ce modèle guide la pratique de l'EMDR. »

www.emdr-france.org

Mindfulness-Based Cognitive Therapy (MBCT)

Protocole qui apprend la pleine conscience dans le cadre de la rechute dépressive. Son application pourrait être intéressante dans le cadre des troubles des conduites alimentaires car on apprend à développer une pleine conscience sensorielle et à être plus présent dans son corps.

www.docteur-lienard.org

Troubles des conduites alimentaires

« Les troubles des conduites alimentaires (TCA) sont classés parmi les affections psychiatriques. Ils se rapportent à l'anorexie mentale, la boulimie nerveuse et les autres troubles non classés par ailleurs, qui sont des formes pauci-symptomatiques de l'anorexie ou de la boulimie.

Les TCA ne sont pas mentionnés par la loi de santé publique. »

www.reseautca-idf.org

www.fna-tca.fr

Institut national du sommeil et de la vigilance

Cet institut vous proposera un suivi ou des conseils pour mieux dormir.

www.institut-sommeil-vigilance.org

Table des matières

CINQUIÈME PARTIE
Votre nouveau comportement alimentaire

Chapitre 1 | Comment va se dérouler votre suivi ?

Chapitre 2 | Votre motivation au changement

Chapitre 3 | Analyse de votre comportement alimentaire

Chapitre 4 | Apprenez à écouter votre Corps

Cet ouvrage a été composé par IGS-CP (16)

Imprimé en France
par JOUVE
1, rue du Docteur Sauvé, 53100 Mayenne
avril 2011 - N° 655585D

JOUVE est titulaire du label imprim'vert®